RÉMÈDES

CONTRE LA TEIGNE,

Le Scorbut, les Vers, même le Solitaire, les Fleurs blanches des Femmes, les pâles Couleurs, l'inflammation des yeux, connue sous le nom d'Ophtalmie, le Mal de tête Idiopathique, ou la Céphalalgie, les maladies vénériennes, la stérilité, les hernies, avec un moyen pour purifier la masse du sang, et pour se purger très-bien en faisant usage d'une Poudre de peu de valeur; on y a joint une consultation demandée pour le traitement d'un Epileptique.

Second Opuscule concernant le Genre-Humain et la Médecine.

Par J. P. BUC'HOZ, Docteur-Médecin.

À PARIS,

Aux frais de la dame BUC'HOZ, épouse de l'Auteur, rue de l'Ecole de Médecine, n.º 20.

1806.

A l'Humanité souffrante et aux moyens de rémédier à ses maladies.

Cet Opuscule fait suite à l'art de connaître le pouls par la mnsique, et à cinq autres faisant partie du règne végétal , tels que les *Traitemens efficaces*, les *Guérisons expérimentées*, etc. , la *Méthode pour traiter*, etc. , *Moyens de rendre féconds* , l'histoire naturelle dn thé de la Chine ; en tout, sept Opuscules jusqu'à présent ponr les maladies.

AVIS.

RIEN n'est plus intéressant que de chercher à rémédier aux maladies infinies auxquelles l'homme est exposé par sa constitution malheureuse ; aussi depuis plus de soixante ans ne cessons-nous de travailler pour pouvoir y rémédier.

Dans le premier opuscule que nous avons publié , qui a pour titre : *Méthode pour traiter les différentes maladies, même les plus rebelles*, nous y exposons la manière de traiter la phtysie pulmonaire , par l'usage des fumigations humides et végétales ; l'asthme même le plus invétéré, par une infusion expérimentée de plantes; les maladies de matrice, par des fumigations sèches , l'incontinence d'urine, par une tisane astringente ; les plaies, ulcères et blessures, par une eau vulnéraire simple.

Dans notre second opuscule, qui a pour titre : *Traitemens efficaces, etc.*, nous donnons la méthode de traiter les convulsions et affections vaporeuses, par la décoction et la poudre des feuilles d'oranger ; le scorbut et autres maladies de pareille nature, par les bourgeons de sapins, de pins, l'eau de goudron et le trèfle aquatique ; les maladies vénériennes, par différentes espèces de végétaux ; la rage, par le vinaigre ordinaire, et la manie , par le vinaigre distillé ; les hemorragies et les chûtes , par l'arnica, l'herbe à Robert; l'hydropisie, par une clairette purgative ; la gale, par la dentelaire ; les croûtes laiteuses et autres par la violette-pensée.

Notre troisième opuscule, intitulé : *Guérisons expérimentées* rapporte la manière de guérir les vers, même le solitaire, par le *Spigelia-Anthelmia*, l'œillet d'Inde, le *Semen contra*, la cévadille , la coralline-lemitocherton et autres plantes ; la gravelle et la colique néphretique, par l'acmelle, la doradille , la boussrole, le cresson de roche et autres plantes ; les dartres et autres maladies de la peau, par la douce-amère, l'orme pyraramidal ; le cancer, le charbon et la gangrène, par l'illecebra ; les ulcères, par les caroites, et l'épanchement de lait, par la bruyère. Nous faisons suivre ces traitemens d'une liste d'espèces de plantes théiformes propres à guérir plusieurs maladies.

Le quatrième opuscule n'est pas moins curieux et intéressant ; il est intitulé : *Moyens de rendre fécondes, etc.* Dans cet opuscule, nous developpons les moyens de rendre fécondes les femmes stériles, par le suc et les beignets de la clandestine ; de réparer les forces épuisées dans les maladies de langueur, par le sagou et le salep; de guérir les mouvemens spasmodiques, les convulsions l'épilepsie , même le tetanos, par les fleurs de narcisse et de cresson des prés ; la pleurésie et la phtisie, par le polygala ; le marasme et la fièvre mésentérique, par le capillaire ; les rhumatismes et la goutte, par le moxa des Chinois et le remède des Caraïbes; la jaunisse, par le petit bouillon blanc ; la dyssenterie, par la brucée ; les hémmorragies, par l'agaric de chêne ; les écrouelles et toutes sortes d'ulcères putrides ; de même que les brûlures, par les feuilles et les fleurs de Troesne, auquel on a joint un remède de famille sur l'épilepsie et des observations sur l'arnica.

Le cinquième opuscule concerne l'histoire naturelle du thé de la Chine. On donne les feuilles de cette plante en infusion, comme excellentes dans les indigestions et les transpirations supprimées. Dans cette histoire, outre celle du thé de la Chine, nous avons donné des notices sur les autres thés en usage, tels que ceux du Paraguay, du Labrador, du Canada, des Iles, du Cap, du Mexique, d'Oswego, de la Martinique et du Japon, et même sur les plantes de nos contrées qui peuvent les remplacer avec le plus d'efficacité, telles que la véronique, qu'on nomme le thé de l'Europe ; celui des Vosges, autrement la pulmonaire du chêne ; le thé de la campagne, qui est l'herbe aux perles ; le thé d'Alsace, ou le cresson de roche ; la sauge, la mélisse, la génipi et plusieurs autres plantes, dont il est inutile de faire mention ici. On a joint à l'histoire naturelle du thé, celle du cachou. Cette substance est stomachique et antisceptique ; et celle du ginseng, qui passe chez les Chinois pour une panacée dans la plupart de leurs maladies.

Le sixième, qui est le premier opuscule de ceux qui concernent le genre humain, a pour titre l'*Art de connaître et de désigner le pouls par la musique.* Nous y démontrons l'utilité de la musique pour guérir la mélancolie, le tarentisme et les maladies nerveuses ; et nous prouvons par 98 observations, l'efficacité de la musique, non-seulement sur le corps, mais encore sur l'âme, dans l'état de santé comme dans celui de maladie.

Le septième opuscule et le second du genre humain, est celui qui forme le présent ouvrage. Nous y rapportons des remèdes expérimentés contre la teigne, le scorbut, dont nous avons parlé précédemment ; les vers, dont il a été aussi fait mention ; les fleurs blanches des femmes et les pâles couleurs les inflammations des yeux, les maux de tête ; les maladies vénériennes, la stérilité, les hernies, les moyens de purifier la masse du sang et de se purger à peu de frais. Nous y joignons une consultation en forme de traitement, qu'une personne de Normandie nous a chargé de faire contre l'épilepsie.

Dans ces différens opuscules, nous ne négligeons rien pour procurer des remèdes à l'humanité souffrante. Nous en avons découverts plusieurs ; nous en avons renouvelé d'autres, que nous avons expérimentés ; nous y faisons aussi connaître ceux découverts par le docteur Marquet, auquel nous avons été alliés. Toutes ces découvertes sont les fruits de soixante années de nos travaux, et de quarante du docteur Marquet. Nous les offrons à notre patrie, et nous en renouvelons les hommages à notre illustre EMPEREUR, trop content par-là d'être de quelqu'utilité, quoique privé de toutes faveurs pour récompenses de nos peines et travaux.

DISSERTATION

SUR

LA TEIGNE,

AVEC LA MANIÈRE DE LA GUÉRIR.

1. Tout le monde sait qu'il ne s'est trouvé jusqu'à présent aucun remède sûr pour guérir la teigne, à la réserve de l'emplâtre de poix navale que l'on applique sur la tête des patiens, et que l'on arrache ensuite à force de bras, en les écorchant tout vifs, et en leur enlevant les croûtes de teigne avec la peau de la tête ; ensorte que le sang s'écoule souvent, par cette opération, le long de leur dos et de leur poitrine ; opération cruelle, qui cause aux spectateurs beaucoup de peine et de compassion, et aux patiens des douleurs très-vives ; opération qui n'est pas finie lorsqu'on a enlevé la peau de la tête avec l'emplâtre, puisque l'on prend ensuite de la lessive chaude dont on lave la partie écorchée, ce qui ne peut se faire sans grande douleur, et sans qu'on ne remette un nouvel emplâtre de poix, pour recommencer après vingt-quatre heures la même chose qu'auparavant ; opération qu'on est obligé de tenter plus de trente fois avant d'obtenir une parfaite guérison. Mais dans les différentes expériences que j'ai faites, dit le docteur Marquet, pendant plus de quarante ans de pratique, j'ai découvert une plante qui guérit certainement la teigne, en l'appliquant sur la partie malade après l'avoir pilée ; c'est un doux caustique

qui enlève et fait tomber toutes les croûtes sans causer aucune douleur ; cette plante se nomme *illecebra* ou *sedum minus acre flore luteo*, en français pain-d'oiseau. J'en ai fait l'expérience sur quantité de sujets, elle a toujours très-bien réussi. J'ai déjà parlé de cette plante dans nos *Guérisons expérimentées*, et je l'ai indiquée comme un très-bon remède contre le charbon, le cancer et la gangrène. Voyez dans cet *Opuscule* l'article qui la concerne.

Parmi les différentes recherches que j'ai encore faites, continue le docteur Marquet, j'ai aussi trouvé un autre remède plus prompt et plus expéditif que cette plante. Je prends pour cet effet une once de mercure précipité rouge, que j'incorpore avec un quarteron de graisse de porc non salée, connue vulgairement sous le nom de saindoux, j'en fais une pommade que j'applique tous les soirs sur la partie teigneuse, ayant soin de purger le malade de huit jours en huit jours avec la poudre hydragogue délayée dans un verre de tisane dessicative. J'ai guéri, ajoute ce médecin, par cette méthode, quantité d'enfans et de grandes personnes attaquées de la teigne, entr'autres les six enfans de chœur qui me furent confiés de la part de MM. de la primatiale de Nancy, et la fille du S. ***, qui était attaquée de ce mal depuis vingt-deux ans ; j'ai guéri aussi une religieuse âgée de quarante-neuf ans, dont la tête en était couverte jusques dans les yeux et dans les oreilles, et quantité d'autres. C'est un secret que je communique volontiers au public pour en faire usage ; secret que j'ai mis cent fois à l'épreuve ; secret qui guérit en très-peu de temps ; secret qui guérit radicalement ; secret qui guérit sans douleur ; secret enfin qui guérit *citò, tutò et jucundè*.

Autre observation du docteur Marquet. Le 25 juillet 1743, la fille du nommé St.-Jean, charpentier, me pria de la guérir d'une teigne dont elle était incommodée depuis vingt-deux ans, teigne glanduleuse, qui n'avait jamais cédé aux différens remèdes qu'on avait employés pour procurer sa guérison. On sait que cette espèce de teigne tient de la nature des écrouelles , qu'elle est rebelle aux remèdes , et très-difficile à extirper ; cependant je parvins à la guérison de la manière suivante.

Je commençai par purger la malade avec un demi-gros de poudre cornachine ou de *tribus* , et 10 grains de mercure doux incorporés avec un peu de pulpe de casse qu'elle prit le matin , et par-dessus un bouillon ; cette médecine purgea assez bien la malade , et commença à détourner les humeurs âcres qui se fixaient sur la tête , et causaient la puanteur cadavéreuse qui infecte les teigneux et ceux qui les approchent.

Je fis appliquer , après avoir fait couper le peu de cheveux qui lui restaient , la pommade décrite ci-dessus, que l'on renouvella tous les soirs, ayant soin de ratisser avec un rasoir les croûtes desséchées , ce qui se fait sans douleur , afin de donner à l'onguent plus de prise ; après chaque pansement on met une calotte de papier gris par-dessus.

Mais comme cette maladie provenait de causes internes , il fut aussi nécessaire de donner des remèdes internes , pour corriger et purifier le sang des sels âcres qui l'infectaient. Je prescrivis donc à la malade, tous les matins , de trois jours en trois jours , 10 ou 12 grains de mercure doux , et pour boisson ordinaire la tisane suivante.

Prenez racine de squine , de salsepareille , de parelle, d'enula campana, de chacune une once, feuilles de pervenche , de scabieuse , de mors du diable , sommités de millepertuis , de chacune une demi-poignée ; réglise effilée une demi-once , faites bouillir le tout pendant une demi-heure dans 5 livres d'eau de fontaine ou de rivière ; 5 ou six mois après l'usage de ces remèdes , la malade fut parfaitement guérie.

De ces observations , il résulte que le remède du docteur Marquet est infaillible pour guérir la teigne, ce remède est une espèce de pommade; Murray s'est voulu l'aproprier , quoique Marquet l'ait publié en

1757, et nous quelque temps après, d'après lui. Ce remède se prépare avec une once de précipité blanc ou rouge, mais ce dernier est préférable, et 3 onces de graisse de porc ou d'onguent rosat, qui vaut encore mieux ; on triture bien ces deux substances, et on les applique tous les soirs, après avoir fait précéder les remèdes généraux, sur la partie teigneuse; on purge le malade de huit jours en jours avec la poudre hydragogue délayée dans un verre de tisane dessicative, ou on fera uniquement usage de l'électuaire de Marquet, dont nous parlerons dans la suite.

Autre contre la Teigne.

2. Prenez des feuilles de concombre sauvage et de grande chélidoine, de chacune une poignée, faites-les cuire dans une livre d'eau, pour un liniment contre la teigne.

Tisane contre la Teigne.

3. Prenez racine de bardane 5 onces, semences pilées de la même plante une once, faites-les cuire dans un pot d'eau de fontaine, délayez dans la colature, sel végétal 2 gros, pour une tisane à prendre contre la teigne.

Onguent contre la Teigne.

4. Prenez de l'huile de noix une demi-livre, vieux beurre 4 onces, souffre vif ou en pierre une once, racine de pyrethre 2 gros, sel gemme demi-once, pilez le tout grossièrement, faites-le bouillir pendant une grande heure dans l'huile et le beurre fondu, passez le tout à travers un linge, et dans la colature faites dissoudre 2 onces de suie la plus pure, frottez-en la tête du malade de deux jours l'un, et couvrez-la ensuite, pour faire pénétrer l'onguent par la chaleur.

Pillules contre la Teigne.

5. Prenez aloës un demi-gros, *assa fœtida* un gros, camphre 5 grains, castoreum 6 grains, myrrhe un gros, succin préparé autant, vitriol martial un gros et demi, thérébentine 6 grains, mêlez, faites des pillules de 5 grains chacune ; la dose est de 5 pillules, 3 fois par jour.

Poudre contre la Teigne.

6. Prenez de la poudre de racines de petasite un gros, délayez-la dans un petit verre de vin, pour prendre le soir à l'heure du sommeil, contre la teigne.

Liniment contre la Teigne.

7. Prenez des bayes de genièvre bien mûres, telle quantité qu'il vous plaira, pilez-les et faites-les bouillir avec du saindoux, passez ensuite le tout par un linge avec expression, pour un liniment contre la teigne.

Autre contre la Teigne.

8. Prenez des feuilles de cresson 2 poignées, semences de cresson 2 onces, pilez le tout, après quoi faites-le frire avec une suffisante quantité de saindoux, coulez-le avec forte expression, et formez-en un liniment contre la teigne, ayant soin de purger le malade plusieurs fois pendant l'usage de ce remède.

Remède contre la Teigne, publié par M. Piaveno Forzany, et acheté par le Grand-Duc de Toscane.

9. Prenez des crapauds vivans, mettez les dans un pot bien vernissé, luttez, le mieux qu'il sera possible, le couvercle du pot, afin que l'esprit ne s'évapore point ; mettez ce pot, à différentes fois, dans un four ardent pour que les crapauds se dessèchent à fond,

quandils sont secs et froids, vous les réduisez en poudre.
Pour employer ce remède , frottez bien toute la tête
du malade avec du lard de porc, poudrez-la ensuite
avec ladite poudre , mettez par dessus une vessie
comprimée de cochon ; couvrez ensuite la tête avec
un linge et un bandeau qui tienne les remèdes bien
appliqués. Au bout de 24 heures , ôtez le bandeau et
la vessie ; la tête du malade se trouvera unie sans mal
et sans douleur. Il convient de faire aussi-tôt une
nouvelle onction avec du lard , mais sans poudre ; on
couvre la tête du malade pour qu'elle se tienne chaude,
et il sera parfaitement guéri. Pour enlever tout ves-
tige de la teigne enracinée , il n'y a qu'à frotter
chaque jour la tête avec du lard , et la tenir chaudement : les pustules , les cicatrices tout disparaît.

REMÈDES
CONTRE
LE SCORBUT.

ᴌe scorbut est une maladie qui, quoique fort commune sur mer , n'est pas moins fréquente sur terre. ᴓuvent dans les grandes villes elle est accompagnée 'un grand nombre d'accidens qui surviennent à ᴓutes les parties du corps. Les plus ordinaires sont ᴌe saignement, la relaxation , l'enflure, la noireur , la puanteur des gencives, l'ébranlement et la hute des dents, les taches rouges, livides ou jaunes , es douleurs des bras et des jambes , la lassitude , la éfaillance , les syncopes, les douleurs de tête. Le corbut provient des parties acres et salines qu'on resᴉire , des viandes salées ou gâtées qu'on mange , des ᴉauvaises eaux qu'on boit , de la malpropreté, de la pourriture et de chagrin. Nous allons rapporter ᴉci au sujet de cette maladie, trois observations du ᴌocteur Marquet qui indiquent le traitement qu'on peut employer pour sa guérison: dans notre opuscule ᴉntitulé : *Traitemens efficaces*, nous avons déjà ᴉublié une lettre sur les bourgeons du sapin et du ᴉin , sur le goudron et sur le trefle aquatique propres contre cette maladie. *Voyez cette lettre.*

Première Observation. Le 7 septembre 1727, je fus appelé pour traiter un particulier qui avait été 5 ou 6 années entre les mains de plusieurs chirurgiens. de Nancy , sans avoir reçu aucun soulagement à ses maux, il s'était ressenti dès sa jeunesse, de douleurs dans les jointures du corps, qui augmentaient tous les jours et pendant la nuit ; il avait atteint l'âge de

35 ans , il lui survint une ophtalmie, des tubercules autour du front avec des ulcères dans les narines qui s'étendaient au dessus du palais , et qui exhalaient une puantenr insupportable , des hémorragies fréquentes, presque toutes ses dents gâtées , plus de 20 esquilles d'os de son nez et du palais tombaient par morceaux; ce qu'il prenait par la bouche, lui sortait par le nez : cela donna lieu de croire que son mal était incurable.

Après lui avoir fait plusieurs questions , il m'anonça que sa nourrice était morte de la vérole, et qu'il croyait naturellement qu'elle était l'origine et la source de tous ses maux. Etant suffisamment instruit et convaincu de la cause de sa maladie , je me déterminai à le faire passer par la salivation de la manière suivante.

Prenez moëlle de casse récemment extraite, manne de Calabre de chacune une once , rhubarbe choisie en poudre un ou deux gros, faites fondre dans cinq onces d'eau de chicorée, coulez et ajoutez une once de sirop de chicorée composée ; faites-en une potion qui sera prise le matin.

Je lui prescrivis cette médecine fort douce afin de ne pas l'irriter et dans la crainte de renouveler les hémorragies qui lui étaient fréquentes, après quoi , je lui fis prendre, matin et soir, les bains domestiques d'eau douce, et en sortant du bain , un bouillon fait avec la rouelle de veau , les feuilles de chicorée , de laitue , de cerfeuil et de patience , et pour boisson ordinaire de la tisane faite avec des racines d'althéa, d'oseille , de chicorée, de patience, de fraisier et la réglisse de chacune une once, une pincée de coquelicet pour un pot de tisane.

- Le malade ayant été purgé de cette manière pendant quinze jours, la maladie étant d'ailleurs fort sérieuse et très-délicate à traiter, je fis réitérer la saignée du bras, le lendemain je commençai à faire prendre au malade six grains de panacée mercurielle le matin et autant le soir , chacune de ces prises le purgea trois et quatre fois; le deuxième jour, il en prit douze grains le matin et autant le soir ; il ne fut purgé que trois fois de ces deux prises ; le troisième jour, il en prit 14 grains le matin et autant le soir avec un bouillon par dessus chaque prise, il ne purgea pas du tout.

Je regardai sa bouche, sa langue et ses gencives, mais il ne parassait avoir aucun signe de salivation. Le quatrième jour je lui en fis prendre 18 grains le matin et autant le soir ; il n'en fut pas purgé, mais il commença à ressentir des maux de cœur. Le cinquième jour, il en prit 20 grains le matin et le soir ; le sixième jour je continuai la même dose ; le septième jour il commença à avoir toute la langue, les lèvres et les gencives bien enflammées, et surtout le visage enflé avec une puanteur de bouche insupportable. Dès ce jour la salivation parut sur le soir ; elle devint si copieuse pendant 15 ou 20 jours que je fus obligé de faire prendre de temps en temps au malade des lavements laxatifs, emolliens et rafraîchissans, pour détourner par le bas une partie des humeurs qui affluaient en une grande quantité du côté de la bouche. Quand la salivation fut arrêtée, je purgeai encore une fois le malade avec 2 onces de manne délayée dans une écuelle de lait ; je le mis à l'usage du lait de vache pendant un mois, dont il prenait tous les matins une petite écuelle.

Par cette méthode le malade fut autant guéri qu'il pouvait l'être : son ulcère se cicatrisa, mais il eut toujours une communication du palais à la bouche, et son nez resta contrefait, parce que les os étaient tombés par esquilles. Il vécut encore 18 ou 20 ans, et à la fin, il mourut d'apopléxie : deux enfans qu'il a laissé paraissent se bien porter.

Deuxième Observation. Affections scorbutiques. Le 10 mai 1724, la femme du nommé Joli, menuisier à Nancy, âgé de 42 ans, me fit avertir de la guérir d'une affection scorbutique dont elle était souffrante depuis long-temps. Elle avait de violentes douleurs par tout le corps; ses gencives étaient noirâtres, ulcérées ; il s'exhalait de sa bouche une odeur des plus désagréables ; ses dents se détachaient d'elles-mêmes sans être gâtées, et l'on voyait sur sa peau des taches jaunâtres et livides qui marquaient une grande corruption et une grande acrimonie dans le sang. Pour nétoyer les gencives et les raffermir, je les lui fis laver avec le gargarisme suivant :

Prenez orge entière une demi-poignée , feuilles d'aigremoine, de pimprenelle , d'illécébra de chacune une poignée , sommités de millepertuis, roses rouges de chacune une pincée , faites les bouillir dans une pinte d'eau de fontaine, et délayez dans la colature 2 onces de miel rosat, pour un gargarisme. Je fis prendre tous les matins à la malade 12 grains de mercure doux avec un gros de pulpe de casse , et chaque quatre jours, j'ajoutai à la prise du mercure , dix grains de scanmonée, et par cette méthode la malade fut guérie , 3 mois ou environ après l'usage de ce remède.

Troisieme observation. Le 7 juin 1751 , la femme du nommé Paquis, menuisier à Nancy, et plusieurs personnes de la même famille s'étant trouvés incommodées de différens ulcères dans la bouche et aux gencives avec puanteur , noirceur , hémorragies , des douleurs dans tous les membres , surtout à la tête , me prièrent de leur donner des secours. Tous ces symptômes dénotaient une affection scorbutique , causée par une salive salée et fort caustique.

Pour appaiser tous ces accidens, je commençai par faire prendre aux malades un verre de la décoction suivante :

Prenez des feuilles de cochléaria, de cresson des jardins, de sisymbrium de chacune une poignée, sommités d'absynthe , de millepertuis de chacune une demi-poignée , que vous ferez bouillir dans une pinte d'eau de fontaine ; vous ajouterez à la colature 3 ou 4 cuillerées de miel dont les malades prendront tous les matins un verre ; ils se gargariseront la bouche et les gencives avec le gargarisme suivant :

Prenez des feuilles d'illecebra 3 poignées , que vous ferez bouillir pendant une demi-heure dans trois

verres d'eau de fontaine ; vous ajouterez à l'expression
une cuillerée de miel pour un gargarisme , dont les
malades se laveront souvent la bouche et les gencives
Sur le déclin de la maladie , je les fis purger , en
leur donnant à chacun 3 onces d'eau de casse , après
quoi ils furent radicalement guéris.

Différens remèdes contre le Scorbut.

Pastilles anti-scorbutiques de M. Desseult.

1. Prenez de la limaille d'acier porphyrisé, des clo-
portes, du benjoin, du corail, des yeux d'écrevisse
de chacun demi-once, canelle 3 gros, sucre blanc demi-
livre , mêlez toutes ces drogues ensemble avec suffisante quantité de mucildage de gomme adraganth
extrait avec l'eau de fleur d'orange; formez des pastilles du poids de 2 gros; le malade en prendra une le
matin et une autre le soir, en avalant par dessus 2
onces de sucre de plantes anti-scorbutiques dans un
verre de petit lait clarifié.

Infusion contre le Scorbut.

2. Prenez des tendrons de pin 3 poignées, faites-les
bouillir dans une livre et demie d'eau pendant un
quart-d'heure , lorsque la décoction sera réfroidie ,
ajoutez-y pareille mesure de vin vieux, laissez reposer
le tout un jour entier , ensuite exprimez; la dose est
de 2 ou 3 onces , et plus , s'il est nécessaire , ou prenez des tendrons de sapin ou de pin trois-quarts
d'once , mettez-les en infusion avec une pinte d'eau
dans un pot de terre vernissé , dont vous aurez soin
de bien lutter le couvercle avec de l'argile , mettez-
la ensuite sur un feu lent et égal , ensorte qu'il ne se
fasse point d'ébullition , et laissez-l'y pendant 24
heures ; le malade prendra chaque matin , à jeun ,
3 verres de cette infusion tiède , et autant l'après-
dîner ; il en conservera un verre pour le soir avant
de se mettre au lit.
Nota. Depuis long-temps les plus habiles chi-

mistes se sont appliqués à rechercher quelle peut être la nature du principe âcre et volatil auquel on attribue la principale vertu de ces végétaux ; le sentiment le plus général a été que c'était une matière alkaline volatile , et l'on se fondait principalement sur ce que la graine de sinapi, qui est de nature anti-scorbutique , fait effervescence avec le vinaigre ; Cartheuser refute ce sentiment , et s'appuie sur plusieurs expériences qui lui font soupçonner que ce principe volatil pouvait être au contraire de nature acide ; mais ces hypothèses n'ont point été démontrées par des expériences suffisantes : en effet, la substance âcre et volatile , après avoir été tirée par la distillation des plantes anti-scorbutiques , ne fait aucune effervescence , ni avec les acides , ni avec les alkalis , et ne change point la couleur bleue des végétaux.

Baumé a été plus heureux dans ses expériences ; il a pris pour cet effet 12 livres de racine de raifort sauvage , par préférence au cochléaria et au becabunga , d'autant que ces dernières plantes sont trop aqueuses ; après les avoir coupées et pilées dans un mortier de marbre, il les a distillées au bain-marie dans un alambic d'étain, avec 6 livres d'esprit de vin très-rectifié. La liqueur qu'il en a obtenue était tellement chargée de principe âcre et volatil , qu'à peine on pouvait en supporter l'odeur vive et pénétrante.

Baumé était si persuadé que l'esprit-de-vin étant ainsi saturé de cette substance âcre , il en devait résulter des crystaux dans l'espace d'un certain temps, aussi a-t-il vu avec plaisir qu'au bout de six mois la liqueur perdait successivement sa force à mesure qu'il se déposait des crystaux, qui , par l'essai qu'il en a fait, se sont trouvés être du beau souffre en aiguilles d'une très-belle couleur citrine ; ce qui l'a engagé à cette expérience , c'est qu'il avait observé que la décoction des plantes anti-scorbutiques noircissait l'argent comme les matières phlogistiques , et il avait conclu de là qu'elles contenaient un principe sulfureux et phlogistique.

Baumé a remarqué, dans le cours de ses expériences, que plusieurs autres plantes, qui ne sont pas du genre des anti-scorbutiques, noircissent pareillement l'argent, et il en augure par là qu'elles contiennent du souffre, mais dans un état différent.

Efficacité du caillelait dans les affections scorbutiques.

3. On a observé en Angleterre qu'un homme attaqué depuis plusieurs années d'affections scorbutiques très-graves, après avoir fait usage infructueusement de toutes sortes de remèdes, en a été guéri radicalement en prenant tous les matins pendant dix jours, une tasse de jus récemment exprimé de caillelait (*gallium aparine*). Ce succès inattendu l'a engagé d'administrer le même remède à ses fils, dont quelques-uns souffraient de la même manière que lui, et qui ont été également guéris.

Un habitant de Bow souffrait depuis plusieurs mois une douleur très-violente au tendon du talon, cette douleur s'étendait le long de la partie postérieure de la jambe, et était accompagnée d'un très-grand découragement. Il avait inutilement épuisé le savoir d'un célèbre apothicaire, qui traitait cette douleur de rhumatisme, lorsque instruit des cures que M. Emelin, auteur de cette découverte, faisait avec le jus de caillelait, il en fit ramasser vers le commencement du printemps de jeunes plantes, dont il se servait en guise de thé, en attendant que la saison lui permît de s'en procurer assez pour avaler le jus exprimé du *galium*, il en prit pour lors une tasse pleine pendant dix jours, et fut délivré de ses souffrances, dont il ne s'apperçut plus que lorsqu'il se donna un exercice trop violent. La personne même qui a communiqué ce fait au public, en a retiré un succès complet; elle avait le visage excessivement couperosé, lorsqu'on lui apprit les effets de ce végétal, elle s'est décidée sur-le-champ à en faire usage , et a été guérie de ses rougeurs.

Remède contre le Scorbut.

4. On a présenté, le 22 mai 1749, à la Société royale de Londres , un remède très-utile et à fort bon marché, pour guérir des attaques de scorbut ; c'est de manger des patates ou pommes de terre crues ; 2 ou 3 pommes de terre suffisent : ce remède, dit-on , est très-connu des matelots américains qui vont à la pêche de la baleine vers le Sud, et on ajoute qu'il a été expérimenté avec le succès le plus complet à bord de deux navires anglais.

Autre.

5. Les marins, et tous ceux qui font des voyages de longue durée sur mer, sont exposés à être attaqués du scorbut , et on regarde en général les acides comme un meilleur préservatif contre cette maladie, on ne peut donc que bien espérer de la recette que nous allons donner, elle produit un acide agréable, très-portatif, et qui se conserve long-temps : on prend 5 gros de sel essentiel d'oseille et une livre de sucre royal, on réduit en poudre très-fine ces deux substances et on les mêle avec toute l'exactitude possible, ensuite on ajoute à ce mélange 7 ou 8 gouttes d'huile essentielle de citron , dont l'effet est de lui donner le goût et l'odeur de la limonade, après quoi on met cette poudre dans des bouteilles pour la préserver de toute humidité ; lorsqu'on en a fait usage, on en délaie une once dans une chopine d'eau , on agite ce mélange , les parties salées se dissolvent, l'eau devient louche et imite assez bien la limonade.

Electuaire anti-scorbutique de Mallouin.

6. Prenez cubebas 2 gros, myrrhe et oliban, de chacune 4 gros , gomme amonniac , bois balsamique, semences de Thlapsi, d'ammi, de chacune six gros,

écorce de Winter, de pouliot de montagne, de chacune une once, racine d'aristoloche, de gentiane, bayes de genièvre, semence de moutarde, sommités d'absynthe, de petite centaurée, de petite sauge, fleurs de camomille et éthiops antimonial, extrait de genièvre, thériaque, de chacun 2 onces, conserve de citron, d'aulnée, de chacune 8 onces, on pulvérisera ce qui peut être pulvérisé, on passera par un tamis, on mêlera ensuite les extraits, les conserves et la thériaque, après quoi on ajoutera 5 livres et demie de miel de cochléaria, la dose est depuis 5 grains jusqu'à un demi gros, et même jusqu'à un gros, on en fera des bols avec des poudres d'anis ; ce remède est très-bon dans le scorbut, on peut aussi l'employer dans la cacochimie et dans la cachexie.

Liniment contre le Scorbut.

7. Prenez de la poudre de feuilles de passerage demi-once, de l'alun en poudre demi-gros, faites-en un liniment avec suffisante quantité de miel rosat, frottez en les gencives tous les matins.

Petit-lait anti-scorbutique.

8. Prenez feuilles de chicorée, d'oseille, de chacune 2 poignées, de sapin 6 poignées, de cochléaria, de trefle aquatique, de chacune 4 onces, de la semence de coriandre une once, après les avoir contusées, ajoutez-y 4 onces de suc d'orange, 4 livres de petit-lait, 2 onces de sucre blanc, clarifiez selon l'art ; la dose est d'une livre à prendre deux fois par jour ; ou prenez suc récent de trefle aquatique, de cochléaria, de becabunga, de cresson, de raifort sauvage, mêlez avec du petit-lait ou du lait de chèvre.

Vin anti-scorbutique.

9. Prenez racine de raifort sauvage 2 onces, racine

de bardane 5 onces, feuilles de cochléaria, de cresson de fontaine, de becabunga, de fumeterre, de
chacune 2 poignées, après avoir coupé les racines
et les herbes, mettez-les dans une cucurbite, en y
ajoutant 3 onces de sel ammoniac pulvérisé et 6 onces de semence de moutarde, jettez par-dessus 12
pintes de bon vin rouge, couvrez la cucurbite avec
plusieurs papiers gris, passez le suc à un petit feu,
laissez-le reposer pendant 12 heures, en remuant
de temps en temps, ensuite passez le vin par expression, renfermez-le dans des bouteilles que vous
bouchez bien, donnez-en 2 verres par jour, un le
matin et l'autre deux heures après le souper, lorsque
le malade est couché. Le malade doit rester couché
après la prise du matin, et prendre un bouillon
deux heures après, avant de se lever. On se purge
tous les huit jours; la boisson sera de l'eau de squine;
on y mêlera du vin aux repas.

Apozème contre le Scorbut.

10. Prenez des racines de persil, de grand raifort
de chacune demi-once, des feuilles de cochléaria, de
becabunga, des sommités de houblon de chacune une
demi-poignée, une pincée de fleur d'orange, faites
les cuire dans une suffisante quantité d'eau de fontaine, jusqu'à la réduction de 6 onces, vous y ferez
infuser 20 grains de canelle, vous y ajouterez une
demi-once de sirop de Kermès, une once d'eau de
fleur d'orange, pour un apozème clarifié et aroma-
tisé propre à atténuer le sang trop épaissi contre le
scorbut on peut aussi s'en servir contre la jaunisse et
les syncopes.

Bouillon contre le Scorbut.

11. Prenez racine de grand raifort une once, feui-
les de becabunga, de cresson, de cochléaria de
chacune une poignée, faites les cuire avec un morceau de mouton au bain-marie dans un vaisseau bien
bouché, pour un bouillon à prendre pendant 9 ou
10 jours.

10 jours. On peut aussi en faire usage contre la Cacochimie.

Décoction contre le Scorbut.

11. Prenez feuilles de cresson de jardin , de sisim-
brium, de chacune une pincée , sommités d'absinthe
une petite poignée , faites les cuire dans deux livres
de lait, pour prendre , tous les matins, un verre
de la colature faite avec expression , et autant le
soir.

Gargarisme contre le Scorbut.

12. Prenez une once de racine d'écorce de fran-
gula , que vous ferez cuire dans un demi-septier de
vinaigre pour un gargarisme.

Julep contre le Scorbut.

13. Prenez des eaux distillées de fumeterre et de
grand raifort de chacun 2 onces et demie , sel de
fumeterre demi gros, sirop d'absinthe une once ,
pour un julep à prendre le matin et qu'on réitère
souvent.

Apozème anti-scorbutique.

14. Prenez racines de raifort sauvage , de petite
scrophulaire , d'aunée et d'oseille de chacune demi-
once , feuilles de fumeterre , de beccabunga , de
cresson de fontaine de chacune une poignée, sommités de pin et de sapin , fleurs de petite centaurée ,
de genet de chacune une pincée , graines de ra-
quette , d'ancholie, de genievre pilées de chacune un
gros , faites bouillir dans six pintes d'eau réduites à
cinq , ajoutez sur la fin petite joubarbe 2 pincées ,
herbe aux cuillères une poignée, passez et conservez
l'apozème pour l'usage. La dose est de 6 onces alliées
avec une once de sirop de limon , à prendre 4 fois le
jour pour le scorbut.

Bouillon contre le Scorbut.

15. Prenez des racines de grand raifort une once ,

2

feuilles de mouron d'eau , de cresson de jardin ,
d'herbe aux cuillères de chacune une demi-poignée,
avec un morceau de rouelle de veau , faites un bouillon à prendre contre le scorbut. On peut aussi en
prendre contre l'hydropisie, la cachexie , et réitérez
souvent.

Autre.

16. Prenez feuilles de beccabunga , cresson de fontaine , alleluia , oseille ronde de chacune 2 poignées ,
rouelle de veau une livre, faites un bouillon au bain-
marie , après avoir bien fermé le vaisseau.

Autre

17. Prenez un poulet charnu , ou mou de veau
coupé par tranches, bien lavé , faites le bouillir dans
deux pintes d'eau que vous réduirez à moitié , retirez
le vaisseau du feu et ajoutez des feuilles de cresson
deux poignées , de beccabunga , de mouron d'eau et
de cochléaria de chacune une poignée, de l'écorce d'o-
range seche , et du sel d'absinthe de chacun un gros ;
laissez refroidir le vaisseau bien bouché , et pressez
ensuite le tout avec une légère expression , pour
partager en quatre bouillons à prendre tièdes en deux
jours matin et soir.

Gargarisme anti-scorbutique.

18. Prenez feuilles de ronce et d'aigremoine de chacune une poignée, faites les bouillir dans une pinte
d'eau commune que vous réduirez à trois demi-
septiers , mettez y infuser , avant de tirer le vaisseau du feu , du cochléaria une poignée ; ajoutez à la
décoction du miel rosat , pour un gargarisme à
prendre plusieurs fois le jour.

Infusion contre les affections scorbutiques.

19. Prenez des bourgeons de sapin , faites les infuser dans un vase plein d'eau , prenez en le matin à
jeun en guise de thé ; vous en continuerez l'usage pendant long-tems.

Bierre contre le Scorbut.

20. Prenez feuilles fraîches de cochléaria, de ra-
quette, de trèfle d'eau, de chacune une poignée, semences fraîches broyées de cre son de jardin, de raifort aussi de jardin de chacun deux onces, fleurs de
petite centaurée une once, racines de raifort sauvage
5 onces, hachez les et mettez les dans un demi-septier
de bierre nouvelle et bouillante ; usez en pour boisson ordinaire dans le scorbut.

Julep anti-scorbutique.

21. Prenez des eaux de fumeterre et de grand raifort de chacun deux onces, du sel de fumeterre un
demi-gros, du sirop d'absynthe une once, pour un
julep à prendre dans le scorbut, et réitérer souvent.

Julep contre les affections scorbutiques.

22. Prenez suc clarifié d'alleluia, d'oseille ronde,
de fumeterre, de beccabunga, de cresson de fontaine, de cochléaria, de trèfle d'eau une livre,
sirop d'alleluia une once, mêlez, faites un julep qu'on prendra par cuillerées dans les affections
scorbutiques, on peut aussi en faire usage contre
la cachexie.

Opiat anti-scorbutique.

23. Prenez feuilles d'alleluia une poignée, cresson
d'eau et herbes-aux-cuillères de chacune une poignée,
onze citrons frais coupés menus avec l'écorce, pilez
dans un mortier de marbre, avec un peu de sucre,
pour un opiat anti-scorbutique.

Autre.

24. Prenez des feuilles de cresson de fontaine 2
poignées, de celles de cochléaria et de beccabunga
de chacune une pincée, pilez le tout fortement dans
un mortier de marbre, ajoutez y des semences
de cresson et de moutarde pulverisées de chacun 2

gros, la dose est depuis 4 gros jusqu'à 6, à prendre dans du pain à chanter.

Suc contre le scorbut.

23. Prenez des racines de raifort sauvage pulvérisées 4 onces, des feuilles récentes de cochléaria, de moutarde, et d'ortie de chacune 4 pincées, exprimez-en le suc suivant l'usage, et mêlez-le avec du sucre, pour en prendre quatre fois le jour ; la dose est de 2 gros dans le scorbut.

Vin anti-scorbutique.

26. Prenez pulpe de racines d'arum recemment tirées de terre une demi-once, de la racine de raifort sauvage une once, des feuilles de cochléaria et de trèfle d'eau de chacune une poignée, semences de moutarde 2 onces, du vin d'Orléans 6 livres, faites du tout, suivant l'usage, un vin médicinal, dont le malade prendra deux tasses par jour pendant quelque temps.

Vin anti-scorbutique de Dumorelle.

27. Prenez racines de raifort sauvage 12 onces, de bardane 5 onces, feuilles de cochléaria, cresson, beccabunga, fumeterre, de chacune 6 onces, semence de moutarde 3 onces, sel ammoniac 3 onces, vin d'Orléans 24 livres, nettoyez les racines, coupez les par tranches, épluchez les feuilles et coupez les menues, concassez la semence de moutarde et le sel ammoniac, mettez infuser ces substances dans un matras, versez le vin par dessus, laissez infuser les matières à froid pendant 8 jours, ayant soin de tenir le matras toujours bien bouché, et de l'agiter plusieurs fois par jour ; coulez pour lors avec expression, filtrez le vin et conservez le dans des bouteilles bien bouchées.

Donnez ce vin dans le scorbut et dans toutes les maladies scorbutiques ; la dose est depuis une once jusqu'à 4.

DISSERTATION

SUR

LE VER SOLITAIRE,

Sur les remèdes qu'on peut employer pour le détruire, et spécialement sur le Ver solitaire rendu par l'Auteur, avec les moyens qu'il a employés pour y parvenir.

Dans un de nos ouvrages, nous avons avancé que le docteur Marquet a publié en 1741 différens traitemens à peu près pareils à ceux rapportés dans le secret que Louis XV a acheté pour l'expulsion du ver solitaire, et que nous rapporterons à la suite de ces observations. Pour preuve de ce que nous avons avancé, nous avons ajouté qu'il les avait consignés dans les observations de médecine, qu'il a publiés en 1752. Nous allons actuellement rapporter dans cette dissertation ces observations ; elles sont au nombre de trois. Nous y ajouterons aussi une lettre que nous avons rendue publique sur le ver solitaire, dont nous avons été affligés en 1776. Ce sont les quatre pièces qui formeront le sujet de cette dissertation.

Première observation. Le 18 juillet 1734, je fus consulté par le nommé Boudet, manœuvre, demeurant près la porte Saint-George, de Nancy. Il se plaignait de cardialgies, de langueurs, de faiblesses,

de fièvre lente , avec des picotemens dans l'estomac et dans différentes parties de l'abdomen ; et il
rendait souvent par le bas de petits vers plats , de
la longueur de 7 ou 8 lignes , sur 2 ou 3 de largeur ,
faits comme des semences de courge, symptômes qui
me firent croire que le malade était tourmenté du
ver solitaire, d'autant plus que je n'en ai jamais vu
aucun rendre des vers cucurbitains, qu'il n'ait ensuite mis bas le solitaire , en tout ou en partie ;
ce qui me détermina à faire prendre au consultant
la portion purgative et contre-vers suivante.

Prenez 5 onces d'infusion purgative , et contre-
vers, dans laquelle on délayera une once et demie
de manne , un gros de poudre à vers , un scrupule
de jalap en poudre , et une once de sirop de fleurs
de pêcher, pour une médecine, dont le malade fut
très-bien purgé.

J'ordonnai ensuite les pilules suivantes. Prenez
racines de fougère mâle , feuilles de fenouil , de
rhue , de tanaisie , semences de santoline mises en
poudre, de chacune 2 gros, ethiops minéral, un
gros et demi, sel d'absinthe un gros, résine de jalap
2 scrupules, avec une suffisante quantité de sirop
d'absinthe ; faites des pilules , dont le malade prendra le matin, de deux jours l'un , depuis 2 scrupules
jusqu'à un gros. L'usage de ce remède fit rendre
quantité de vers cucurbitains et plusieurs morceaux
du solitaire.

Seconde observation. Le 2 août 1756, le sieur
Henry , aubergiste , rue Saint - Dizier , à Nancy ,
se plaignait de fréquentes coliques d'estomac et de
bas-ventre , particulièrement lorsqu'il était à jeûn ,
de nausées , de cardialgies , de faiblesses , disant
qu'il rendait de temps en temps par le bas de petits
vers plats , de la longueur de l'ongle , ayant la figure
de la semence d'une courge; ce sont ceux qu'on appelle
cucurbitains. C'est selon toute apparence de cette
espèce que s'engendre le ver solitaire. Ce qui me
confirme dans ce sentiment , c'est que je n'ai jamais
vu rendre le ver solitaire qu'on n'eût rendu précédem-

ment quelques cucurbitains. Quoiqu'il en soit, ayant averti le malade qu'il avait le solitaire dans le corps, j'ordonnai les remèdes suivans.

Prenez rhubarbe choisie un demi-gros, semences de rhue, racines de fougère mâle, de chacune un scrupule, *aquila alba* 20 grains, diagrède dix grains; faites avec une suffisante quantité de sirop magistral un bol, qui sera avalé le matin à jeûn.

Le malade prit le remède le lendemain matin, qui lui fit évacuer par le bas un ver plat et de la longueur de 5 ou 6 aunes de Paris. Quelque-temps après, il réitéra le même remède, qui lui fit jetter un second ver solitaire de la longueur du bras. Ce dernier ver était entier ; on y distinguait la tête et la queue. La tête était formée comme celle d'une vipère, et se terminait en queue comme celle d'un scorpion. J'ai fait jetter, dit le docteur Marquet, de petits vers solitaire à plus de quarante personnes de tout âge et de tout sexe, sans distinction.

Troisième observation. Le 6 novembre 1744, la femme du nommé Pierre Pannetier, demeurant à la porte Saint-Jean, se plaignant de grandes douleurs d'estomac, surtout le matin, avec faiblesses et langueurs, me fit prier de lui porter du soulagement. La malade me déclara qu'elle rendait de temps en temps de gros vers, plats et courts, faits comme la semence d'une courge ou d'une citrouille. On appelle ces sortes de vers *cucurbitains*, à cause de leur ressemblance. Ayant remarqué par une longue expérience que ceux qui rendaient ces sortes de vers *cucurbitains* étaient sujets au solitaire, je conclus que le ver long et solitaire était la cause prochaine ou immédiate des faiblesses, des langueurs et des douleurs d'estomac qui tourmentaient à tout instant la malade, notamment le matin, lorsqu'elle était à jeûn. C'est pourquoi je lui fis prendre le remède suivant.

Prenez rhubarbe choisie en poudre un demi-gros, semences de rhue un scrupule, *aquila alba* 20 grains; faites avec une suffisante quantité de fleurs de pêcher en bol, qui sera pris le matin. Ce bol purgea p'u.-sieurs fois la malade, et lui fit rendre quelques vers cucurbitains. Mais comme il fallait un p'us puissant remède pour le solitaire que pour les cucurbitains, je lui ordonnai la purgation suivante..

Prenez rhubarbe choisie un gros, semences de rhue, séné mondé, aussi de chacun un gros, racines de fougère mâle, 3 gros, faites infuser dans 5 onces d'eau de fontaine ou de Seine, dissolvez dans la colature marine de Calabre une once, poudre à vers un demi-gros, tartre stibié 5 grains ; mêlez et faites une potion, qui sera prise le matin.

Ce remède fit un si bon effet, qu'outre la quantité de bile que la malade rendit, elle jetta par le bas plus des trois-quarts du solitaire, dont elle se trouva fort soulagée. Je lui fis prendre ensuite tous les matins, sur la fin de chaque lune, 25 grains d'ethiops minéral, incorporé avec un peu de pulpe de casse.

Mémoire en forme de lettre sur un Ténia rendu par l'Auteur.

Quand je vous ai adressé, Messieurs, des obser-vations sur le tenia, je ne pensais pas que je serais un jour dans ce cas. Cependant, pour mon malheur, je ne suis que trop atteint d'un pareil animal qui, sans contredit, avait exercé fort long-temps son empire sur mon misérable individu, sans que j'en aye eu le moindre soupçon. J'en peux bien rappeler la date à l'année 1757 ; j'étais alors à Pont-à-Mous-son, j'y étudiais en médecine. Après quelques cha-grins domestiques dont je fus alors affecté, il me survint une maladie considérable, sans néanmoins aucune apparence de fièvre. J'eus chaque jour des convulsions, des crispations, un dérangement dans le cerveau, des migraines, même des transports. Les médecins de cette faculté me visitèrent ; ils me firent prendre une infinité de remèdes, souvent opposés les uns aux autres. Ils furent à la fin obligés d'annoncer qu'ils n'entendaient rien à la maladie,

après m'avoir néanmoins épuisé par tous les méd'ca-
mens qu'ils me prescrivirent. Ma convalescence fut
de près de six mois ; sans doute j'ai lieu de présumer
actuellement que c'était pour la première fois que le
tænia devenait assez fort pour pouvoir annoncer son
existence dans mes intestins , quoique néanmoins
bien des années auparavant j'étais sonvent sujet à
des convu'sions et à des mouvemens de crispation
considérables, auxquels succédait pour l'ordinaire la
syncope ; mais j'étais pour lors jeune ; je n'avais
encore que vingt ans , et malgré que je dormisse souvent d'un sommeil fort interrompu , et que pendant
la nuit j'eusse des paveurs inattendues et des tressail-
lemens de tendons , je n'y prenais pas garde. Je n'ai
eu depuis 1757 aucune maladie jusqu'à cette année,
à l'exception seulement de quelques rhumes , qui
me survenaient de temps en temps , et de deux fausses
pleurésies , pour lesquelles je n'employai que les
saignées , n'ayant pas même fait usage d'aucune
purgation depuis ce temps. Je suis , au surplus,
d'un tempérament mélancolique , tantot d'une tristesse à être abattu entièrement , tantôt d'une très-
grande joie , et je ressens de la plus grande sensi-
bilité au moindre accident fâcheux qui peut m'ar-
river. J'ai toujours aimé une vie ambulante , c'est
ce qui m'avait fait jetter dans la partie de la bota-
nique , et m'avait engagé à parcourir les différentes
contrées de l'Empire , pour faire la recherche des
productions naturelles et économiques qui s'y trouvent. Il est bon de vous observer ici que je n'ai
jamais eu les passions ordinaires qui règnent parmi
les hommes ; mon unique goût a toujours été l'étude
et les occupations sérieuses. Je n'ai mené pour ainsi
dire une vie fixe que depuis quatre ans, que je suis
établi dans cette capitale ; et pour m'y fixer , j'ai
même été obligé de former avec vous ce commerce
épistolaire et de me lier par des conventions avec
des t'ers , pour publier l'*Histoire économique et
naturelle de la France*. Les différens dictionnaires
que j'ai publiés, et qui la composent, m'ont donné ,

souvent de l'humeur, tant par les ennemis qu'ils m'ont suscités que par le peu de récompense que j'en ai reçu, ayant toujours eu jusqu'à présent le déplaisir de voir mes adversaires recevoir la récompense de mes travaux. J'ai eu aussi le désagrement qu'on a souvent à essuyer de la part des artistes et des ouvriers. O qu'on est malheureux quand on sacrifie tout comme j'ai fait pour sa patrie, biens, jeunesse, étude et état : races futures, vous gémirez peut-être un jour sur mon sort. Mais que je serve au moins d'exemple à ceux d'entre vous qui voudraient embrasser la même carrière que moi. Que n'ai-je pas eu à souffrir de l'envie, ou pour me servir de termes plus expressifs de la rage de mes ennemis. Il ne fallait rien moins que cela pour me rendre colérique comme je l'ai été quelquefois, et insupportable à moi-même: car je fais ici ma confession publique. Mais je reviens à ma maladie. Tous ces détails ne sont pas inutiles à mon observation ; il est même fort essentiel à observer, qu'après avoir mené une vie ambulante presque pendant toute ma vie, ou pour mieux dire, depuis que j'ai eu terminé mes études, je me suis tout à coup trouvé obligé d'en mener une solitaire dans cette capitale. J'y ai néanmoins vu plusieurs malades, notamment ceux affectés de maladies de poitrine ; ce qui a été la seule occupation que je me suis procurée ; n'allant à aucun spectacle, pas même aux promenades, et restant enfermé dans mon cabinet, au milieu d'un tas de livres, que je n'ai que trop augmenté pour ma santé, par ceux que j'ai moi-même fait imprimer, tant de ma composition que de celle de monsieur Marquet.

Au mois de juin 1776, je tombai tout à coup dans la mélancolie la plus affreuse, ne sachant que faire de ma personne. Je me déterminai à faire un voyage ; mais au retour de mon voyage, ma mélancolie recommença. Le 24 novembre, je tombai tout à coup dans une tristesse inexprimable, dans un abattement total de mes forces, et j'étais toumenté de coliques. Cependant le lendemain, je tâchai de me traîner au Jardin pour lors royal des plantes, pour me distraire ; mais à peine je pus en revenir. Quand je fus un peu remis de ma fatigue, j'envoyai chercher M. Puisard pour me saigner. Il me fit une saignée au bras ; mais il ne me tira que très-peu de sang. L'ayant prié de venir la réitérer le lendemain, cette saignée, loin de produire en moi l'effet auquel je m'attendais, ne contribua qu'à augmenter mon mal. Je ressentais dans la bouche un goût vermineux, j'avais la langue extrêmement chargée ; j'étais affecté d'un gros mal de tête avec un léger mouvement fébril. Je me déterminai en conséquence au lieu de me faire resaigner, (c'était le 26 novembre) de prendre un vomitif. Je pris donc du tartre émétique en lavage ; j'en délayai 5 grains dans trois gobelets d'eau tiède. Je pris le premier gobelet vers les quatre heures du matin ; il me fit vomir environ un verre de matière glaireuse mêlée de sang. Je bus ensuite de l'eau tiède ; mais comme ce premier gobelet ne me paraissait pas assez actif, je pris le second gobelet vers les dix heures, et ensuite beaucoup d'eau tiède : je ne rendis de ce gobelet et de toute l'eau que je bus qu'environ un gobelet de substance liquide, précisément de la même couleur et du même goût que celle que j'avais prise, sans aucune apparence de bile. Je me déterminai en conséquence à prendre le troisième gobelet d'eau minérale ; mais ce gobelet d'eau minérale ne produisit aucun effet par le vomissement : il n'agit que par les selles. La première selle que je rendis fut une portion considérable de *tænia*, autrement de ver solitaire, de la longueur d'environ quatorze pieds, dans lequel on remarquait très-bien la queue, qui avait la figure d'une queue de scorpion ; mais il ne se trouvait dans cette portion aucune apparence de tête : ma maladie ne pouvait alors être mieux caractérisée. Depuis trois jours je gardais une diète des plus sévères, sans prendre aucun aliment solide, pas même un potage.

Je rendis dans le même jour et pendant la nuit suivante plusieurs autres selles dans lesquelles on remarquait quelques parcelles du tænia. Le lendemain je me mis à l'usage d'une potion vermifuge, dont voici la formule.

Prenez eau de pourpier et de laitue de chacun une once et demi, confection d'alkermes un gros, poudre contre-vers un scrupule, huile d'amande douce et sirop de limon de chacun une once, pour une potion à prendre à la cuillère de deux en deux heures, et pendant l'intervalle, je pris de l'infusion théiforme de scabieuse et des bouillons. Le 28 je me purgeai avec de la casse, de l'infusion de chicorée, de la poudre contre-vers et du sirop de fleur de pêcher, Ce léger cathatique me fit rendre par les selles un lombric encore en vie et fort long, et toujours quelques parcelles du tænia : je me contentai, le 29, de la potion ci-dessus, gardant toujours la diéte : le 30 je réiterai la purgation, mais je me la préparai différemment; j'y fis entrer 2 gros de rhubarbe, un gros de sené, pareille quantité de sel de tartre qu'on fit cuire avec de la racine de fougère dans de l'eau de Seine, je fis ajouter à la colature 2 onces de manne, un scrupule de poudre contre-vers et un grain de tartre stibié; mais cette médecine ne me fit aucun effet, je conclus de là que je ne pouvais bien me purger dans pareil cas, qu'avec le sel mercuriel et les résineux. aussi me déterminai-je, quelques jours après, d'y avoir recours ; mais je voulus auparavant faire un remède que le docteur Marquet donne comme spécifique contre le tænia, par le moyen duquel il assure dans ses écrits; avoir guéri plusieurs personnes de cette maladie.

On prend à cet effet racines de fougère mâle, feuilles de fenouil, de rhue, de tanaisie, semences de santoline, mises en poudre de chacune 2 gros, ethiops minéral un gros et demi, sel d'absynthe un gros, résine de jalap deux scrupules et une suffisante quantité de sirop d'absynthe. On fait des pilules dont le malade prend le matin de deux jours l'un depuis deux scrupules jusqu'à un gros, mais je n'éprouvai pas de grands effets de ce remède : toujours même douleur de tête, langue chargée, rapports, des vents, mouvemens convulsifs, insomnies, et généralement tous les symptômes qui dénotaient encore la présence des vers. Je résolus donc de me purger le lendemain avec du mercure doux, de la résine de jalap et de la diagrède à la dose de chacun 15 grains, que j'incorporai avec du sirop de fleurs de pêcher pour en faire des bols. Ces bols me firent rendre par les selles une quantité prodigieuse de sérosités avec environ un bassin de vers cucurbitains. Je me trouvai mieux de cette purgation; et c'est de-là que je date ma convalescence.

Il est bon aussi, M., de vous observer que quelques jours avant que ma maladie fut déclarée, comme j'avais de grands maux de tête et des insomnies continuelles, je prenais tous les jours des bains de pieds ; ce qui ne me procura aucun soulagement. Un jour me trouvant à souper, c'était précisément 8 jours avant ma maladie, au premier morceau que j'avalai, je perdis la respiration, c'était sans doute le tænia qui était remonté et qui bouchait le passage. Je me trouvai dans le cas d'un homme agonisant ; sans les prompts secours qu'on me procura, j'aurais sans doute péri.

Comme ma purgation en bols a produit chez moi de bons effets, je me suis déterminé M. à la répéter tous les 8 jours jusqu'à ce que je me trouvai entièrement délivré de ces monstres furieux que je porte toujours avec moi, si néanmoins je ne peux m'en débarrasser entièrement un jour, car vous savez dès qu'il en reste une parcelle, il n'en faut pas davantage pour donner naissance à un autre. Vous devez conclure par cette observation que la diète avec les mercuriaux et les résineux sont de vrais remèdes contre le tænia.

Remède de M. Missa, *médecin de Paris, pour la destruction du* Ver solitaire, *des Lombrics et autres.*

1. On prépare d'abord le malade par deux ou trois saignées du bras, par l'usage du petit-lait clarifié, aiguisé de terre foliée de tartre et du sirop d'é-corce d'orange, et par celui de deux ou 3 méde-cines rafraîchissantes ; après cette préparation pré-liminaire, on fait prendre au malade, tous les ma-tins à jeun, et tous les soirs, deux heures avant le souper, 2 pilules selon la formule ci-dessous pres-crite, et on lui fait boire en même temps, par-dessus, une chopine de l'infusion suivante, qui doit être tiède, en deux gobelets, à une heure de dis-tance l'une de l'autre.

Prenez diagrède, 16 grains, trochisques alhandal 10 grains, aloës succotrin et sel ammoniac, de cha-cun 8 grains, gomme gutte 4 grains, sirop de longue-vie de Codex de Paris, ou sirop de pommes mêlez le tout selon l'art, faites en des pillules argentées de 4 grains chacune ; la dose est de 2 pillules par prise. Prenez feuilles de grande ta-naisie et de pourpier, ou d'oseille coupées et ha-chées, de chacune une poignée, eau bouillante une pinte, faites bouillir le tout comme le café, passez-le après l'avoir laissé infuser une heure dans une légère expression du marc, et mettez dans chaque verre de cette infusion une cuillerée à caffé de sirop de limons ou de miel de Narbonne. Après que le malade aura fait usage des pillules et de l'infusion ci-dessus pendant huit jours, il se purgera selon son tempérament avec 6 ou 8 des mêmes pillules, qu'il prendra le matin à jeun, et il boira alterna-tivement, pendant leurs effets, une pinte aussi de l'infusion prescrite ; pendant l'intervalle de la pur-gation, il fera usage du lavement suivant qui sera un peu dégourdi.

Prenez feuilles vertes de grande absinthe, de fu-

meterre, de marrube blanc, de chacune une poignée, eau bouillante une chopine, donnez à ce mélange plusieurs bouillons dans un vaisseau couvert,
passez-le après une heure d'infusion, ajoutez ensuite à la colature 2 onces de miel mercuriel ou de
miel de rhue.

Tous les huit jours on purgera régulièrement de
la même façon que ci-dessus le malade; mais il est
à observer que ce remède n'est propre qu'aux adultes
et aux personnes robustes; les enfans et les personnes
délicates n'en doivent pas faire usage

M. Missa dit avoir guéri par ce moyen un particulier de Rosni-sur-Vincennes, qui était tourmenté
par le tænia, et qui en a rendu des parties assez
considérables. Ce particulier ainsi affecté éprouvait
plusieurs fois dans le jour des paroxismes épilep-
tiques, et même, depuis plusieurs années, il avait
de fréquens maux de cœur; il était d'une maigreur
approchant du marasme, et il essuyait des insomnies et des agitations nocturnes avec frayeur. M.
Missa a encore guéri, par un pareil traitement,
une femme de quatre-vingt-deux ans, qui avait le
tænia, et qui était en même temps affectée de la
tympanite, de l'ictère et de l'ascite. Au surplus,
ce traitement n'est pas seulement propre contre le
tænia, mais il réussit également bien pour détruire
toutes sortes de vers, les lombrics et autres.

TRAITEMENT DU VER SOLITAIRE,

Selon la méthode de la veuve Nouffer *, établie à Morat en Suisse.*

~~~~~~

Ce traitement n'a pas besoin d'aucune préparation, si ce n'est de faire prendre pour souper, 7 heures après un dîner ordinaire, une soupe panade faite de la manière suivante.

Prenez une livre et demie d'eau, 2 ou 5 onces de pain coupé en petits morceaux, ajoutez suffisante quantité de sel pour l'assaisonner, et cuisez le tout à un bon feu, remuant souvent, jusqu'à ce qu'il soit bien délié et réduit en panade; environ un quart-d'heure après, on donnera au malade 2 biscuits moyens et un verre de vin pur ou avec de l'eau, ou de l'eau toute pure, s'il ne boit pas de vin à son ordinaire; si le malade n'avait point été à la garde-robe ce jour-là, ou qu'il fût resserré ou sujet aux constipations, on lui fera prendre, un quart-d'heure ou une demie-heure après le souper, le lavement suivant. Prenez une bonne pincée de feuilles de mauve et de guimauve, faites-les bouillir un peu dans une chopine d'eau, ajoutez-y un peu de sel commun, passez-les, mêlez-y 2 onces d'huile d'o-live.

Le lendemain matin, huit ou neuf heures après le souper, on donne au malade le spécifique suivant. Prenez 2 gros de racine de fougère mâle (*polypo-dium filix mas*), réduite en poudre très-fine, mê-lez-la dans 4 ou 5 onces d'eau distillée de fougère, ou de fleurs de tilleul, et faites-la avaler toute au malade, rinçant deux ou trois fois le gobelet avec de la même eau, afin qu'il ne reste plus de poudre, ni dans le verre, ni dans la bouche; pour les en-fans on diminue la dose de cette poudre d'un gros.

Si
~~~~~~

ii le malade, après avoir pris cette poudre, avait
uelques nausées, il pourra mâcher un peu de ci-
ron confit ou autre chose d'agréable, ou se rincer
a bouche avec quelque liqueur, mais il observera
le ne rien avaler ; il respirera anssi par le nez l'o-
eur d'un bon vinaigre ; si nonobstant cela il avait
es renvois de la poudre et des envies de la rendre,
t qu'il en montât jusqu'à la bouche, il la ravalera
t fera son possible pour la garder. Enfin, s'il était
orcé de la rendre en tout ou en partie, il repren-
ra, dès que les nausées auront cessé, une seconde
ose de la même poudre, pareille à la première.

eux heures après que le malade aura pris la
oudre on lui donnera le bol suivant: Prenez pa-
acée mercurielle et résine de scammonée d'A-
ep, de chacune 12 grains, gomme-gutte 5 grains,
aites une poudre très-fine de ces trois drogues, et
ncorporez-les avec une suffisante quantité de con-
ection d'hyacinthe, pour en faire un bol d'une con-
istance moyenne.

Telles sont les doses du purgatif dont on se sert
rdinairement ; celle de la confection est de deux
crupules ou deux scrupules et demi. Pour les per-
onnes d'une constitution robuste et difficiles à purger
u qui ont pris auparavant de forts purgatifs, on
ait entrer dans ce bol, la panacée mercurielle et
a resine de scammonée, à la dose de 14 ou 15 grains
hacune, et la gomme-gutte à la dose de 8 grains
t demi. Pour les personnes faibles, sensibles à l'ac-
ion des purgatifs, faciles à purger, et pour les en-
ans les doses doivent être diminuées suivant la
rudence du médecin. Dans un cas où toutes les
irconstances se réunissaient, on n'a donné que 7
rains de panacée mercurielle, et autant de résine
e scammonée avec la quantité suffisante de confec-
ion d'hyacinthe, et sans gomme-gutte, encore n'a-
-on donné ce bol qu'en deux fois. c'est-à-dire moi-
ié deux heures après la poudre et l'autre moitié
rois heures après, parce que la première n'avait
resque point opéré ; immédiatement après le bol

on donnera une ou deux tasses de thé vert léger, et dès que les évacuations commenceront, on en donnera de temps en temps une tasse, jusqu'à ce que le ver soit rendu ; c'est seulement après qu'il l'aura été, que le malade prendra un bon bouillon, et quelque temps après un second ou une petite soupe. Le malade dînera ensuite assez sobrement et se conduira tout ce jour-là, et à son souper, comme on le doit dans un jour de médecine ; mais si le malade avait rendu en partie le bol, ou que l'ayant gardé environ 4 heures, il n'en fût pas assez purgé, il prendra depuis 2 gros jusqu'à 8 de sel de sedlitz ou d'Angleterre, dissous dans un petit gobelet d'eau bouillante

Si le ver ne tombe pas dans un paquet, mais file, ce qui arrive particulièrement lorsqu'il est engagé, surtout avec son col ou filet avec des glaires, le malade ne doit pas le tirer, mais rester sur son bassin, et boire du thé léger, un peu chaud. Si le ver pendait long-temps sans tomber, et que le purgatif n'opérât pas assez, on donnera au malade du sel de sedlitz, comme on vient de le dire, ou d'Angleterre, et on le fera rester paisiblement sur le bassin, jusqu'à ce que le ver soit tombé. Si le ver ne paraissait pas jusqu'à l'heure de dîner, et que le malade eût bien gardé la poudre et le purgatif, il dînera également, vû que quelquefois, mais rarement, le ver sort dans l'après-dîné. Si le ver ne paraît point de tout le jour, ce qui n'arrivera guères que lorsqu'on a rendu en tout ou en partie la poudre ou le purgatif, ou qu'il a opéré trop faiblement, le malade soupera comme le soir précédent, et sera en tout traité de même ; et si le ver ne paraît pas même dans la nuit, le malade prendra le lendemain à la même heure, la poudre comme dans le jour précédent, et deux heures après, 6 ou 8 gros de sel de sedlitz ou d'Angleterre, et sera en tout traité comme la première fois.

Il arrive quelquefois que le malade, lorsqu'il est sur le point de rendre le ver, ou un peu avant, ou

immédiatement après, une forte évacuation, éprouve
une sensation de chaleur autour du cœur et de dé-
faillance ou d'angoisse ; il ne faut pas s'en inquiéter,
cet état cesse promptement, il n'y a qu'à laisser le
malade tranquille et lui faire respirer de bon vinaigre. Si le malade rendait le ver avant d'avoir
pris le purgatif, par la seule action de la poudre,
on ne lui donnera que la moitié ou les trois-quarts
du bol qu'on lui avait préparé, et on le purgera
avec du sel de sedlitz ou d'Angleterre. Enfin, si
après avoir fait rendre par ce traitement un ténia,
on s'appercevait qu'il en reste un second on traitera
quelques jours après le malade une seconde fois, précisément de même.

Ce traitement bien dirigé a constamment un heureux succès en peu d'heures, on en a fait l'essai sur
cinq sujets. Des ténia contre lesquels ce spécifique
et cette méthode ont été proposés, et qu'ils font
rendre d'une manière si prompte, sont ceux qui ont
les articulations, ou jointures, ou anneaux courts.
Ce traitement n'est pas de la même efficacité contre
les ténia dont les articulations sont larges, appelés
communément *vers cucurbitains*.

Pour exterminer les vers, il faut répéter le même
traitement plus ou moins de fois et plus ou moins
souvent, selon les circonstances du mal et la dispo-
sition du malade ; un de ceux sur lesquels on a fait
les expériences, n'a plus rendu de vers au troisième
traitement.

Le nommé Broger, marchand pâtissier demeurant
à Limoges, était, depuis cinq à six ans, fatigué
par des vomissemens fréquens, des matières glai-
reuses et bilieuses, les vomissemens avaient augmenté dans le cours de l'année du traitement, ils étaient
quelquefois si violens, que le malade rendait du
sang, l'étourdissement et la douleur de tête la
plus violente se joignaient encore à ce premier
symptôme.

Le malade se plaignait aussi de tiraillemens le long
du sternum dans l'estomac, et ce qui est assez remar-

quable, la douleur dans ce viscère augmentait, après qu'il avait pris des alimens. L'appétit n'était guère plus considérable que dans l'état de santé, quelquefois même il en sentait beaucoup moins ; enfin une toux violente accompagnait tous ces accidens.

Ledit Broger s'étant apperçu depuis quelque temps qu'il rendait par les selles des petits vers plats ayant la figure et la grandeur de la semence de courge, M. Thibault, chirurgien qui le soignait, décidé par ce dernier symptôme, l'engagea à prendre le remède de M. Nouffer ; il prépara le spécifique avec l'attention la plus scrupuleuse : deux heures après que le malade eut pris ce remède, le ver sortit en peloton et entier sans tranchées ni sans efforts considérables. Ce ver paraissait long d'environ 5 aunes ; il était de l'espèce appelée cucurbitain, et c'est le plus difficile à détruire ; ce qui ajoute encore un mérite à ce spécifique.

Reméde contre les vers.

4. Prenez rhubarbe en poudre demi-gros, semences de rhue un scrupule, mercure doux 20 grains avec la conserve de rose, faites un bol contre les vers, ou prenez des semences de rhue et de tanaisie de chacune un scrupule ; 12 grains de sublimé doux, avec la conserve de fleurs du pêcher ; faites un bol vermifuge.

Julep contre les Vers.

5. Prenez demi-poignée de feuilles d'aurone, un gros de ses semences ; faites infuser le tout pendant une heure dans 5 onces de vin blanc ; ajoutez à la colature une once de sirop d'absynthe pour un julep vermifuge à prendre à jeun.

Médecine vermifuge pour les enfans à la mamelle.

6. Prenez eau de pourpier 2 onces, huile d'amande douce une demi-once, sirop de fleurs de

pêcher autant, pour une médecine vermifuge qu'on donnera aux enfans à la mamelle.

Potion contre les Vers.

7. Prenez 5 onces de décoction de gramen, confection d'hyacinthe et poudre contre-vers de chacun demi-gros, sirop de limon 6 gros pour une potion, ou prenez racines de chiendent une once, sommités d'absynthe une demi-poignée, fleurs de pêcher une pincée; faites bouillir le tout pendant un quart d'heure dans 6 onces de sirop de limon, pour une potion contre les vers à prendre le matin et soir.

Poudre contre-Vers.

8. Prenez racines de fougère mâle un gros, d'hellébore noir 10 grains, faites une poudre à prendre le matin dans un bouillon.

Electuaire vermifuge.

9. Prenez éthiops minéral, safran de mars apéritif de chacun 2 gros; cinnabre d'antimonie, gomme de gajac de chacun un gros, semences de santoline, de la coralline pulvérisée, de la rhubarbe aussi pulvérisée de chacun un demi-gros, de la conserve d'absynthe une once, de l'huile de genièvre, de sabine de chacun 10 gouttes, sirop d'écorce de citron et d'orange une quantité suffisante; faites un électuaire dont la dose est d'un gros matin et soir.

Pilules vermifuges pour les enfans.

10. Prenez aloës, extrait de rhubarbe, myrrhe, mercure doux de chacun un gros; *assa fœtida* 20 gros, huile de tanaisie, 12 gouttes, faites une masse selon l'art; chaque pilule sera d'un grain dont la dose est depuis 12 jusqu'à 25, à prendre avant la nouvelle et la pleine lune.

Autre pour les adultes.

11. Prenez mercure crud et éteint avec la thérebentine une once, aloës hepatique une demi-once,

séné mondé pulverisé , rhubarbe de chacun 2 gros ,
coralline, *semen contra* de chacun un gros ; faites
une poudre que vous mêlerez exactement ; ajoutez
sirop de chicorée 10 grains par chaque pilule ; la
dose est de 3 pilules pour les adultes , mais pour
les enfans elle n'est que d'une ou deux pilules : *ou*
Prenez de l'aloës un demi-gros, assa fœtida un
gros , camphre 5 grains, castoreum 6 grains, myrrhe
un gros , sang préparé autant, vitriol martial un
grain et demi , thérebentine six gros , mêlez , faites
des pilules de 3 grains chacun ; la dose est de 5 pilules trois fois par jour.

Sirop vermifuge.

12. Prenez feuilles d'helleborastrum menues , 6
onces, semences de santoline une once et demie, racines de brionne récente une demi-once , de l'absynthe 2 poignées ; faites cuire dans une suffisante
quantité d'eau de fontaine , pour une livre de colature, ajoutez une livre de sucre blanc ; faitez cuire
selon l'usage ; la dose est d'une cuillerée à prendre
deux fois par jour.

Topique contre les vers des enfans.

13. Prenez une orange et l'ouvrez-la par dessus, puis
creusez-la pour y mettre 2 onces 3 gros de thériaque , recouvrez-la ensuite , mettez-la sur des cendres chaudes ; quand elle y aura été assez long-
temps pour être cuite, ouvrez l'orange par le milieu
et l'appliquez chaudement sur le nombril avec un
linge par dessus. *Nous ne garantissons pas ce
remède.*

Vin vermifuge.

14. Prenez safran , sel d'absynthe de chacun un
gros, un limon coupé, vin d'Orléans une livre,
infusez pendant 24 heures ; la dose est d'une cuillerée
à prendre deufois par jour.

Remède de M. Tommasi contre les Vers.

15. Suivant les expressions de M. Tommasi, chimiste de Naples, le sel marin est un des moyens les plus faciles et les plus prompts pour se délivrer de ces hôtes dangereux, qui causent souvent la mort, ainsi qu'on l'a observé dans les dissections anatomiques. On a vu des intestins percés par les vers ; pour le prouver, il ne s'agit que de rapporter les trois résultats suivans. 1°. Ce chimiste ayant observé que dans le pain et les autres alimens il y entrait environ un centième de sel, il a fait dissoudre une once de cette substance dans un verre d'eau, il y a mis ensuite les vers, et il a remarqué qu'ils paraissaient y vivre pendant plusieurs jours. 2°. Lorsque le même chimiste mettait les vers dans une dissolution d'une once de sel dans cinquante d'eau, ils y mouraient au bout de trois minutes. 3°. Lorsqu'il les mettait dans une dissolution d'une once de sel dans 8 onces d'eau, ils y mouraient au bout de six minutes ; de ces expériences, il est facile de conclure l'efficacité du sel marin.

16. Dans nos *guérisons expérimentées* nous avons parlé du spigelia, de l'œillet d'inde, de la cévadille, du semen-contra, de la coralline, surnommée *lemitocherton*, comme autant de plantes dont on reconnaît l'efficacité contre les vers. *Voyez* cet Opuscule.

17. Dans le même ouvrage nous avons pareillement fait mention de neuf *remèdes différens* contre ces animaux. Voyez pareillement *cet Opuscule.*

Remède spécifique contre le Ver Solitaire suivant plusieurs Auteurs.

18. Prenez 2 gros d'étain fin de Malaca, ou de Banu réduit en poudre, d'abord par l'effet de la lime, ensuite par la percussion du pilon : la dose sera d'un demi-gros, prise entre deux pains-en

chantés ou tout autre véhicule, tous les matins à jeûn , buvant par-dessus un verre d'infusion de fougère ou de coraline.

Topique contre les Vers.

19. Prenez des feuilles d'absynthe une poignée, faites-les bouillir dans de l'eau, avec trois gousses d'ail , en consistance de cataplasme , que vous appliquerez sur le nombril.

Décoction contre le ver Solitaire.

20. Prenez de là graine de pourpier , faites-la bouillir dans une suffisante quantité d'eau; pour une décoction à prendre pendant long-temps, lorsqu'on a le ver solitaire.

Lavement contre les Vers.

21. Prenez gratiole verte une pincée, petite centaurée et absynthe , de chacune demi-poignée ; graines de santoline et de tanaisie, de chacune une demi-once ; faites bouillir dans deux pintes de lait, pour un lavement propre à faire mourir et chasser les ascarides.

Suc contre les Vers , et autre contre les viscosiés de l'estomach.

22. Prenez feuilles récentes d'absynthe , d'herbe à coq, du marrube blanc et de tanaisie , de chacune deux poignées. Après les avoir hachées et broyées, exprimez-en le suc à la presse, puis mettez ce suc à un feu modéré , pour en tirer le marc qui s'en sépare ; et quand ce suc sera bien refroidi, faites-le évaporer jusqu'à la consistance de miel épais; ou d'extrait; on délayera. La dose est d'un demi-gros dans uu verre de vin, le matin à jeûn , contre les vers, les glaires et les viscosités de l'estomach.

Fleurs de Millepertuis spécifiques contre les Vers.

23. Faites infuser des fleurs de millepertuis dans

de l'esprit – de – vin , et donnez cette teinture dans
quelque liqueur appropriée. Suivant Mathiole , une
cuillerée de l'huile tirée de la semence et des fleurs
de cette plante tue les vers. Paracelse dit qu'il suffit
seulement d'appliquer du millepertuis sur un en-
droit du ventre où on soupçonnera des vers , pour
les faire aussitôt changer de place.

Remède qui passe pour spécifique contre le Ver Solitaire.

23. Prenez vitriol de mars 6 grains , extrait de
tanaisie suffisante quantité ; faites un bol à prendre
le matin.

Remède excellent contre les Vers.

24. Prenez de la corne de cerf préparée philo-
sophiquement, de la racine de fougère , de chacune
2 gros , de la coraline , de la semence contre-vers,
de celle d'eupatoire de Meslué de chacune un gros,
myrrhe choisie , bois d'aloès , fleurs de souffre , de
de chacune un demi-gros, sel nitre 5 gros ; mettez le
tout en poudre, et mêlez-le. La dose est d'un gros pour
les adultes , qu'on feraprendre dans 4 ou 5 onces
d'eau de chiendent ou de pourpier.

Pilules ou Bol contre – vers.

25. Prenez éthiops minéral un gros et demi ,
coraline pulvérisée un gros , huile de tanaisie trois
gouttes , mêlez , faites une poudre , dont la dose
est de 15 grains jusqu'à un demi-gros, qu'on donnera soir et matin sous la forme de pilules ou de
bol , avec une suffisante quantité de sirop d'absynthe , pour faire mourir les vers qui sont nichés
dans les intestins. Trois jours après , on prendra le
bol purgatif suivant.

Prenez mercure doux , rhubarbe en poudre , pou-

dre de cornachine , de chacune portion égale; mêlez ,
faites une poudre dont la dose est depuis 20 grains
jusqu'à 2 scrupules , et même jusqu'à un gros ,
avec du sirop ou de la conserve d'absynthe.

Poudre contre - Vers.

26. Prenez coraline , écorce de mûrier noir , de
chacune un gros , rhubarbre en poudre , racine de
fougère femelle , sommités de tanaisie , de chacune un demi-gros , éthiops minéral 2 gros , faites
une poudre , dont la dose est depuis un demi-gros
jusqu'à 3 gros.

Poudre anti-vermineuse pour un enfant.

27. Prenez aloës 3 grains , résine de jalap un
grain , vitriol de mars 2 grains , mêlez , faites une
poudre à prendre en une seule dose le matin à jeun.

Potion vermifuge.

28. Prenez des eaux de tanaisie et de pourpier , de
chacun 2 onces , de l'yvoire préparée et de la coraline aussi préparée , de chacun un scrupule , de semen-contra 18 grains , de la thériaque un gros , du
sel ammoniac un scrupule, du sirop de limon une
once , mêlez le tout pour une potion vermifuge à
prendre en une ou deux fois.

Onguent contre les Vers.

29. Prenez des feuilles d'absinthe commune , de
menthe , de tanaisie et de rhue , de chacune une
poignée , mêlez avec de la poudre contre-vers ,
de la coloquinte , de l'alun , de chacun une demi-once , du fiel de taureau 4 onces , pilez le
tout et ajoutez-y du beurre récent qui ne soit pas
salé 2 livres et du vin blanc une livre , faites cuire
le tout à un feu lent jusqu'à la consomption de la
moitié de l'humidité , coulez ensuite par un linge
avec une forte expression pour un onguent contre

les vers, dont on frottera le bas-ventre, le couvrant ensuite d'une large compresse pliée en quatre, et répétant cette onction pendant quelques jours consécutifs.

Emplâtre contre-Vers.

3o. Prenez huile essentielle d'absinthe 8 gouttes, aloës en poudre 2 gros, fiel de bœuf suffisante quantité, faites une emplâtre contre-vers qu'on étendra sur du chamois et qu'on appliquera sur la région ombilicale.

REMEDES

CONTRE

LES FLEURS-BLANCHES.

Electuaire contre les Fleurs-Blanches.

1. Prenez éthiops minéral une once, racines de filipendule et de bistorte pulvérisées, de chacune 2 gros, extrait de mélilot, de bugle, de mille-feuille, de thalictron, de menthe et de mélisse, de chacun un gros, du miel une once, mêlez, faites un électuaire avec suffisante quantité de sirop d'é-glantier ; la dose est d'un gros à prendre matin et soir, et par-dessus, une infusion théiforme de pervenche ; on fait en même temps des injections avec de l'eau dans laquelle on a fait macérer des feuilles et des fleurs de romarin pendant la nuit.

Riz brûlé contre les Fleurs-Blanches.

2. Le caffé de riz ou le riz brûlé est un remède très-vanté contre les fleurs-blanches, il convient même pour les écoulemens muqueux dans les deux sexes ; l'efficacité de ce remède se confirme tou-jours de plus en plus. Une femme, dit un fameux praticien, à laquelle ce café fut administré, a été radicalement guérie des fleurs-blanches auxquelles elle était sujette depuis long-temps : un homme qui avait un écoulement vénérien opiniâtre, quoiqu'il eût employé un traitement convenable, l'a fait enfin

tarir en prenant du riz brûlé ; peut-êtreque le riz préparé de la sorte pourrait être encore meilleur dans les flux de ventre et les crachemens de sang : le riz qu'on a employé dans les deux traitemens cités , n'était que légèrement brûlé , on l'avait mis en poudre et passé par un tamis très-fin ; on en donnait ensuite trois tasses par jour aux malades , ayant soin de leur faire avaler le marc. Le riz du Levant est préférable à tout autre , mais il faut bien le nettoyer , d'autant qu'il se trouve souvent mêlé avec du sel commun que les Turcs y ajoutent , tant pour en augmenter le volume et le poids que pour le conserver.

Bol contre les Fleurs-Blanches.

3. Prenez des semences de chardon-Marie et de chardon bénit pulvérisées , de chacune un gros, faites , avec une suffisante quantité de sirop d'absinthe , un bol à prendre contre les fleurs-blanches.

Bouillon contre les Fleurs-Blanches.

4. Prenez feuilles d'orvale , d'ortie morte , de pourpier et de cerfeuil, de chacune une poignée , rouelle de veau une demi-livre , faites bouillir dans suffisante quantité d'eau , pour deux bouillons que vous prendrez matin et soir ; ou prenez de la poudre d'écorce de chêne un gros , délayez-la dans 6 onces de lait de vache écrêmé et coulez ensuite pour un bouillon au lait à prendre chaud, pendant neuf jours, le matin à jeun , contre les fleurs-blauches.

Infusion contre les Fleurs-Blanches.

5. Prenez des feuilles d'ormin , de marjolaine , de romarin et de sarriette , de chacune une poignée , faites-les infuser pendant la nuit sur des cendres chaudes , prescrivez-en un verre tous les matins au malade ; ou prenez de l'eau bouillante un demi-septier , faites-y infuser pendant une demi-heure une

pincée de feuilles de pervenche, coulez la liqueur par inclinaison, et ajoutez-y un peu de sucre.

Potion contre les Fleurs-Blanches.

6. Faites cueillir, dans la saison, une livre de fleurs d'ortie blanche, une once de fleurs de romarin, 2 onces de fleurs de roses pâles, et ajoutez une demi-livre de graine d'ortie-grièche, une poignée de plantin à basses tiges, 2 douzaines de glands de chêne, 2 onces de racine de bistorte, pilez le tout dans un mortier, et mettez-le dans 4 pintes de bon vin blanc nouveau, avec un quarteron de bonne térébenthine de Venise, faites ensuite distiller au bain-marie ou à la cendre jusqu'à sec; faites brûler et calciner le marc pour en avoir le sel, incorporez-le dans la liqueur distillée, et faites-y dissoudre une bonne cuillérée d'extrait de sureau par chaque pinte, passez le tout, ajoutez à chaque pinte de la décoction environ un quarteron de sucre candi réduit en poudre. Ce remède qui est plutôt une clairette qu'une potion, est très-bon contre les fleurs-blanches; il faut que les malades en prennent tous les matins à jeun un bon verre.

Décoction contre les Fleurs blanches.

7. Prenez squine, faites-la bouillir dans de l'eau, coupez la décoction avec du lait.

Eau camphrée contre les Fleurs blanches.

8. Prenez vitriol romain, bol d'armenie de chacun 4 onces, camphre une once, mêlez pour une poudre; mettez en une once dans 4 livres d'eau bouillante, retirez-la du feu, et laissez reposer le fond. Cette eau est utile dans les fleurs blanches et dans les vices de matrice, sous la forme d'injection, en y ajoutant un peu de miel égyptiac; on ne l'injecte qu'en petite quantité, ce qu'on réitère souvent.

Opiat contre les Fleurs blanches.

9. Prenez de l'écorce d'orange et de citron confite

de chacun 2 onces , cloux de girofle , canelle pulvé-
risés de chacun 2 gros, thériaque 3 onces , yeux
d'écrevisse 2 gros ; rhubarbe pulvérisée 3 gros ;
mêlez le tout avec suffisante quantité de sirop de limon , pour faire un opiat à prendre tous les matins
à la dose d'un gros après avoir préalablement purgé
la malade.

Pilules contre les Fleurs blanches.

10. Prenez du succin 14 grains , corail rouge 8
grains , camphre un gros , baume de Copahue, suffisante quantité ; faites des pilules.

Poudre contre les Fleurs blanches.

11. Prenez fleurs de menthe , sommités d'ortie
blanche desséchées , corail rouge préparé , semences d'agnus castus , succin de chacun un gros ; faites
une poudre dont la dose est d'un gros à prendre tous
les matins pendant 15 jours , en buvant par dessus
une légère infusion de fleurs de romarin.

Autre.

15. Prenez os de seche , corail blanc , matrice de
perles de chacun 2 gros , yvoire brûlé , terre sigillée , terre du Japon , semences de pavot blanc de
chacun un gros , gomme arabique , mastic de chacun un demi-gros , laudanum pur 6 grains ;
faites une poudre selon l'art.

REMEDES

CONTRE

L'OPTHALMIE.

Collyre contre l'Opthalmie.

1. **P**RENEZ vitriol blanc, sucre candi, iris de Florence en poudre de chacun 10 grains, que vous délayerez dans un verre d'eau de fontaine, pour un collyre dont on fera tomber de temps en temps quelques gouttes dans les yeux enflammés.

Remède de M. Steller contre les rougeurs et inflammations des yeux.

2. Prenez un blanc d'œuf, faites y dissoudre égale quantité de camphre et de sucre, mettez le tout dans une assiette d'étain jusqu'à ce qu'il écume et qu'il mousse comme de la crème fouettée ; faites un cataplasme ; la guérison suit de près.

Collyre contre l'inflammation des yeux.

3. Prenez des semences de fenouil, d'ormin et de coignassier de chacun 2 gros ; faites un mucilage avec l'eau de fleurs de bluet, ajoutez-y 6 grains de sel de Saturne, pour appliquer sur les yeux enflammés, ou, prenez des eaux d'euphraise, de verveine et de rose de chacune demi-once, tutie préparée un gros, nacre de perle, mise en poudre très-

subtile

subtile 2 gros; mêlez-les et faites un collyre dont vous ferez couler quelques gouttes dans les yeux en-flammés.

Collyre contre l'inflammation des yeux après quel-
ques coups.

4. Prenez eau de rose 5 onces , un jaune d'œuf , agitez les ensemble , ajoutez-y un demi-gros d'alun de roche , pour un collyre qu'il faudra appliquer sur les yeux enflammés, à la suite de quelques coups.

Eau opthalmique saphirienne.

5. Prenez de l'eau de chaux vive une livre , sel ammoniac 2 gros , mêlez le tout et mettez-le dans un vaisseau de cuivre pendant 24 heures , ce qui donnera à l'eau une couleur de saphir ; vous la filtrerez et la garderez pour l'usage ; on la préfère à tous les autres collyres; cette eau a une force détersive, rafraîchissante et modifiante. On en laisse tomber par gouttes dans les yeux avec une plume ou avec un linge. Pour faire l'eau de chaux vive qui entre dans les collyres , on prend une demi-livre de chaux vive, on jette dessus 5 livres d'eau de feuilles de chêne ou de fontaine , après l'ébullition on ôte l'eau qui surnage , et on la conserve.

Eau opthalmique contre les taches des yeux.

6. Prenez une livre de très-bon vin blanc , une livre d'eau de rose distillée , de l'eau distillée de fe-nouil , de chelidoine , de rhue , d'euphraise de cha-cune une demi-livre , ajoutez à cette mixtion du safran des métaux, de la tutie préparée de chacun 2 onces, des cloux de girofle , du sucre candi , de l'aloës de chacun une demi-once , du camphre 2 gros ; versez par inclinaison quelques gouttes de cette liqueur , ordonnez-la dans de l'eau de plantin , en cas d'inflammation contre les taches des yeux et la fai-blesse de la vue.

Eau opthalmique dans les taches des yeux, de
Wolhous.

7. Prenez de l'aloës pulvérisé un demi-scrupule,
du safran de métaux un gros, de l'eau de grande
chelidoine 3 onces, des fleurs de bluet une once;
mêlez, faites couler quelques gouttes de cette liqueur qui surnage sur le sédiment.

Eau opthalmique contre les taches des yeux, de
Maître Jean.

8. Prenez de la myrrhe choisie pulvérisée un
demi-scrupule, du camphre, du vitriol de chacun
5 grains, du miel 2 scrupules, du sucre – candi
suffisante quantité pour acquérir la consistance d'un
liniment liquide.

Autre de Bidloo.

9. Prenez du miel de chélidoine 2 gros, du fiel de
brochet un gros, du sel volatil 5 grains, mettez-
les dans l'œil, après l'avoir chauffé, au moyen d'une
plume.

Eau ou Collyre Ophtalmique.

10. Prenez safran des métaux porphyrisé un gros,
vitriol blanc un demi-scrupule, de l'eau de roses
rouges une demi-once, de l'eau de fleurs de grande chélidoine, *per deliquium*, 2 onces et demie,
faites macérer le tout tièdement pendant 6 heures,
installez-en une goutte chaude dans l'œil, trois fois
par jour, contre les taches ou les nuages des yeux.

Onguent Ophtalmique.

11. Prenez tutie préparée une demi-once, pierre hema-
tite un demi-scrupule, aloës succotrin 6 gros, matrice
de perles pareil·e quantité, graisse de vipère suffisante
quantité, faites, selon l'art, un onguent mou; on
s'en sert pour les ulcères des paupières, on en frotte
légèrement les bords, et on en met un petit mor-

ceau dans le grand angle de l'œil , en se couchant
le soir pour dormir ; ou prenez beurre de mai 4 onces , cire blanche une once , fondez et lavez souvent
avec de l'eau de rose , après avoir écoulé l'eau ,
ajoutez une demi-once de tutie préparée , 2 scrupules de camphre , mêlez pour un onguent.

Autre.

12. Prenez de la tutie préparée , du nihilum
blanc , de chacun une once , du corail rouge préparé , de la matrice de perles , de chacun une demi-
once , de la graisse de porc mondée une livre , mêlez le tout pour un onguent contre l'ophtalmie.

Autre onguent ophtalmique , surnommé onguent rouge.

13. Prenez précipité rouge , cinabre natif , alun
brûlé , de chacun un demi-gros , tutie préparée ,
nihilum blanc , camphre , de chacun 2 gros , vitriol
blanc , vert-de-gris , os de sèche , de chacun un
scrupule , sucre candi blanc une demi-once , pulvérisez le tout et alliez-le avec de la graisse fraîche
de porc ; faites , selon l'art , un onguent.

Pierre Divine ou Ophtalmique.

15. Prenez vitriol de Cypres , nitre très-purifié ,
alun cru , de chacun 3 onces ; après avoir broyé
et pulvérisé le tout , faites-le fondre dans un vase
de terre au bain de sable , ajoutez ensuite un gros
et demi de camphre , après le mélange , vous ferez
une masse dont vous vous servirez dans les collyres
contre les maladies des yeux.

Pommade camphrée contre les Rougeurs et Pus-tules des yeux.

15. Prenez beurre frais lavé dans de l'eau d'euphraise , une once et demie , camphre un gros , mêlez , faites une pommade.

REMÈDES

CONTRE

LES MAUX DE TÊTE IDIOPATHIQUES.

Poudre Céphalique excellente.

1. Prenez ellébore blanc, cabaret, muguet, bétoine, iris de Florence, et tabac, de chacun partie égale, pulvérisez le tout, et prenez-en de temps en temps en guise de thé.

Décoction contre les Maux de tête.

2. Prenez feuilles de bétoine une poignée, faites bouillir dans 2 livres d'eau commune, ajoutez-y réglisse ratissée et pilée un demi-gros, prescrivez la colature dans les maux de tête.

Errhin contre les Maux de tête.

3. Prenez racines d'iris commun un gros, feuilles de bétoine, d'hyssope, de nicotiane, de chacune une demi-poignée, fleurs de muguet une pincée, mettez le tout en poudre, pour un errhin à prendre de temps en temps en guise de tabac.

Fomentation à prendre contre les Maux de tête et la Migraine.

4. Prenez des feuilles de sauge, des feuilles et des fleurs de primevère, des fleurs de camomille, de tilleul et de romarin, de chacune une poignée, versez sur le tout 2 pintes d'eau bouillante, et laissez infuser pendant deux heures sur des cendres chaudes, dans un vaisseau couvert, passez par un

linge avec une forte expression , et fomentez la tête
deux ou trois fois le jour avec cette liqueur chaude ,
dans les maux de tête et la migraine qui provien-
nent de pituite froide et visqueuse ; on peut aussi
en faire usage dans la paralysie.

Infusion *contre les Maux de tête.*

5. Prenez des sommités de pouliot séchées à l'om-
bre 2 pincées . versez dessus 12 onces d'eau bouillante , laissez infuser pendant un quart-d'heure dans
un vaisseau couvert , prenez cette infusion le matin
à ·eun ; vous y ajouterez un peu de sucre ; elle convient aussi dans la jaunisse et la paralysie.

· *Errhin* contre la *Migraine.*

6. Prenez suc de marjolaine 2 onces, suc de menthe
pareille quantité , faites un errhin dont on tirera
de temps en temps quelque peu par les narines.

Electuaire *contre les Maux de tête.*

7. Prenez conserve de fleurs de bétoine , d'œillet ,
de chacune une once , racines de pivoine mâle pulvérisées , une demie—once , bois d'aloës , de santal—
citrin , de chacun un gros , corail rouge , perles ,
pareille quantité , sirop de fleurs de pivoine suffisante quantité pour un électuaire.

REMEDES

CONTRE

LES PALES COULEURS DES FILLES,

Expérimentés avec le plus grand succès, au moyen duquel on a guéri, en 1805, trois filles attaquées depuis long-temps de cette maladie, et contre laquelle aucun remède n'avait pu encore réussir jusqu'alors.

PRENEZ safran de mars apéritif, une demi-once, aloës, myrrhe, racines de gentiane pulvérisée, extrait de petite centaurée, sel d'absinthe, de chacun un gros, safran oriental un scrupule, mêlez, faites une opiate avec suffisante quantité du sirop des cinq racines apéritives, la dose est d'un gros à prendre matin et soir, et par-dessus, une infusion théiforme de safran oriental, on boira, pour boisson ordinaire, de l'eau ferrugineuse, c'est-à-dire, de l'eau dans laquelle on a fait rouiller des cloux.

ÉLECTUAIRE

Propre à purifier la Masse du sang et contre plusieurs Maladies chroniques.

PRENEZ éthiops minéral préparé sans feu, une demi-once, extrait de racines de patience, de bar—

dane, des feuilles de fumeterre, d'absinthe et de mélisse, de chacune 2 gros, rhubarbe un gros, mêlez le tout ensemble avec une suffisante quantité de sirop de scabieuse ; la dose est d'un gros à prendre matin et soir, et par-dessus, une infusion theiforme de fumeterre, pour prendre dans la plupart des maladies de la peau et des maladies chroniques, telles *que la jaunisse, les pâles-couleurs, les obstructions.*

Poudre cathartique, connue sous le nom de poudre Pentagogue.

Prenez mechoacam, séné, turbith, scammonée et rhubarbe, de chacun 5 grains, faites-en une poudre et délayez dans un bouillon ; c'est un excellent cathartique.

REMEDES
ANTI-VÉNÉRIENS.

Collyre de Lanfranc, *contre les Ulcères et les Chancres vénériens qui viennent dans la bouche.*

1. PRENEZ vin blanc une livre, eau de plantain et de roses, de chacune 5 onces, orpin préparé 2 gros, vert-de-gris un gros, myrrhe, aloës, de chacun 2 scrupules, triturez ensemble dans un mortier, l'orpin, le vert-de-gris, la myrrhe et l'aloës, délayez ces poudres peu-à-peu avec du vin, et ajoutez les eaux de rose et de plantain. C'est mal-à-propos qu'on a donné à ce mélange le nom de collyre, on ne l'emploie pas pour les yeux, on en fait seulement usage pour toucher les ulcères et les

chancres vénériens qui viennent dans la bouche, on en imbibe à cet effet un petit tampon de linge qu'on attache au bout d'une baguette, mais il faut prendre garde que le malade n'en avale, par rapport à l'orpin et au vert-de-gris, qui sont de grands poisons, on fait encore entrer ce mélange en petite dose pour guérir les ulcères vénériens.

Tisanne anti-vénérienne de Fellz.

2. Prenez salsepareille coupée 2 onces, squine une once et demi, antimoine 4 onces, colle de poisson, écorce de buis et de lierre, de chacune une once et demie, faites bouillir toutes ces substances dans 6 pintes d'eau, suspendez l'antimoine enfermé dans un nouet ; quand la liqueur se trouve réduite à 5 pintes, passez-la et faites-y dissoudre sublimé corosif 5 grains, faites boire au malade une pinte de cette tisanne par jour, ou trois ou quatre verres ; elle guérit les maladies vénériennes.

Infusion contre les maladies Vénériennes.

Prenez de l'antimoine crud, concassé et noué dans un linge, 4 onces, squine et gayac de chacun 2 onces, faites-les infuser pendant 24 heures sur des cendres chaudes, dans un pot d'eau ; on les fera ensuite bouillir jusqu'à diminution de moitié, après quoi on fera infuser pendant l'espace de 8 heures aussi sur des cendres chaudes, du turbith et des hermodactes, de chacune 2 gros, de la pulpe de coloquinte, un demi-gros ; après une légère ébullition, on passera le tout, dont le malade prendra un verre le matin, un autre verre 2 heures après le dîner, et un troisième à l'heure du sommeil.

Remède utile dans le traitement des maladies Vénériennes, connu sous le nom de remède du Cuisinier.

Prenez 3o onces de salsepareille, faites-les infuser pendant 24 heures dans 22 livres et demi d'eau de fontaine ; faites réduire ensuite par l'ébullition à 7 livres et demie ; répétez trois fois cette opération, ayant toujours attention de décanter à chaque fois les 7 livres et demie d'eau , et d'en ajouter de nouvelle ; faites bouillir les trois eaux en décoctions réunies , ajoutant fleurs de bourrache , de roses blanches , de séné et d'anis, de chacun 2 gros , jusqu'à la diminution de moitié ; ayant coulé cette décoction , ajoutez-y 2 livres de sucre et autant de miel , faites, selon l'art un sirop qui servira par 9 jours ; chaque neuvième du total , étant séparé en 3 prises, que le malade prendra à 7 heures, à 10 heures du matin , et à 5 heures du soir : il est avantageux que e malade boive aussi chaque jour , s'il est possible, 6 livres d'eau dans laquelle on aura fait bouillir six gros de salsepareille, ce qui fera sa boisson journalière. Pendant les neuf jours employés à l'usage du sirop, le malade restera dans son lit : il continuera , pendant 30 autres jours l'usage de la tisanne de la salsepareille ; il pourra sortir, s'il fait beau , ayant soin de rentrer chez lui avec le coucher dn soleil ; pendant les 40 jours le malade ne mangera à dîner qu'une soupe de riz avec un peu de poulet, ou de veau rôti , sans sel ni poivre , le souper sera de même Ce remède opère par les sueurs , les urines et les selles.

RECETTE

Du Docteur Bell, *médecin anglais, pour les Femmes qui ne peuvent pas devenir mères.*

Faites infuser pendant quinze jours, dans 2 pintes de bonne eau-de-vie, une once et demie de quinquina en poudre , une demi-once de cinnamome, de gomme de gayac et de rhubarbe, 2 gros de baume du Perou, 3 gros de la racine de serpentaire de Virginie, et un gros de safran ; après que la liqueur est passée , on en prend trois fois chaque jour quatre grandes cuillérées.

Nota. Cette liqueur doit être bien chaude, c'est aux médecins français à examiner si cette recette peut convenir en France , dans quel cas et à quelles complexions.

Remède contre les hernies , rendu public en faveur de l'humanité.

Ce remède consiste à faire prendre tous les matins à jeun , pendant 5 semaines , de l'esprit de sel mêlé dans du vin rouge , mais en variant la dose suivant l'âge du malade , qui ne prend ni solide ni liquide que 4 heures après avoir pris ce remède. Si l'estomac s'en trouve incommodé , on s'en abstient un ou 2 jours s'il est nécessaire. La dose de ce remède , pour les enfans de 2 ans jusqu'à 6 ans , est de 5 ou 4 gouttes avec une ou deux cuillérées de vin rouge.

Depuis 6 ans jusqu'à 10 , elle est d'un gros d'esprit , mêlé exactement avec un demi-septier de vin rouge ; on prend encore 2 onces , un peu plus, un peu moins de ce mélange tous les jours , ensorte qu'il suffise pour 7 jours , on le réitère jusqu'à ce qu'on l'ait pris pendant 5 semaines.

Depuis 10 ans jusqu'à 14, la dose de l'esprit est de 2 gros ; depuis 14 jusqu'à 18 , elle est de 2 gros et demi ; depuis 18 jusqu'à 80 , ou jusqu'à la fin de la vie , la dose est de 5 gros. Pendant l'espace de 4 mois , à commencer depuis l'usage de ce remède , il faut porter nuit et jour un bandage élastique d'acier , qui retienne exactement l'hernie. Il ne faut jamais s'asseoir , mais être toujours de bout et couché ; il faut faire beaucoup d'exercice , ne point monter à cheval , ni aller en carosse , et ne point faire de fautes dans le boire , le manger , ni dans la diète. On met l'emplâtre suivant avec le bandage , après avoir rasé les poils.

Prenez mastic une demi-once , laudanum 3 gros , hypociste un gros , noix de Cyprès séchées 5 gros ,

terre sigillée un gros , poix noire 3 onces , thérébentine de Venise une once , cire neuve jaune une once,
racines de grand consoude sèches une demi-once ,
faites-un emplâtre selon l'art.

CONSULTATION

EN FORME DE TRAITEMENT

POUR L'EPILEPSIE.

Le médecin soussigné , sur le rapport qui lui a
été fait de vive voix de la maladie de monsieur...,
estime que cette maladie étant suffisamment connue , il est à propos d'en venir aussitôt aux moyens
de curation ; on commencera donc la cure par une
saignée abondante du pied , deux jours après on
donnera au malade un vomitif avec 2 grains de
tartre stibié , qu'on délayera en trois gobelets d'eau
à prendre en trois doses, de trois quarts - d'heure l'un
de l'autre , et par intervalle, on boira une quantité
d'eau tiède ; si les deux premières doses font assez
vomir , on ne prendra pas la troisième , on laissera
un jour d'intervalle ; après quoi on se purgera avec
la médecine suivante , ayant eu soin la veille de
prendre un lavement sur le soir , et de boire pendant le jour des bouillons de veau , qu'on réitérera
plusieurs fois le matin le jour de la médecine ; prenez rhubarbe choisie , séné mondé , sel d'epsom,
de chacun un gros , sommités de caillelait une demi-
poignée, faites infuser à chaud , dans une suffisante
quantité d'eau , on ajoutera à la colature 2 onces
et demie de manne et une demi-once de sirop de

fleurs de pêcher, pour une purgation à prendre le matin.

Le surlendemain, le malade se mettra à l'usage de l'électuaire ci-après, à la dose d'un gros, matin et soir, et par-dessus, une décoction de feuilles d'oranger, hachées et adoucies avec un peu de sucre; prenez éthiops minéral, préparé sans feu, une once, racines de pivoine mâle et de valériane sauvage, de chacune un gros, feuilles d'oranger pulvérisées deux gros, extrait de fleurs de narcisse des prés et de cresson, connu sous le nom de *cardamine pratensis*, de chacun un demi-gros, poudre de guttète, un scrupule, mêlez, faites un électuaire avec une suffisante quantité de miel de Narbonne et de sirop de caillelait blanc, la dose est d'un gros à prendre le matin et le soir, et par-dessus, une décoction de feuilles d'oranger, comme il a été dit ci-dessus.

Cet électuaire étant fini, on prendra pendant huit jours, trois fois par jour, matin, avant dîner et le soir, de la décoction de feuilles d'oranger, on ajoutera à chaque gobelet, un gros de ces mêmes feuilles pulvérisées.

Après ces huit jours, on reviendra à l'usage de l'électuaire précédent, qu'on prendra comme ci-dessus, après quoi on continuera pendant un mois ou six semaines de la décoction de feuilles d'oranger matin et soir, et plusieurs fois même pendant le jour.

Durant l'usage de ces remèdes, on évitera de manger toutes sortes de crudités, on s'abstiendra de toute passion, et on ne mangera rien de salé et d'épicé, on se nourrira simplement de viande bouillie et rôtie, on ne mangera ni salade, ni ragoût, ni laitage.

Délibéré le 25 brumaire an 15.

B U C H O Z,

Docteur-Médécin, rue de l'Ecole de Médecine, n°. 20.

LISTE *des* OUVRAGES *nouveaux,* économiques *de* J. P. BUCHOZ, *publiés aux frais de Madame* BUCHOZ, *et qui se trouvent chez elle, à l'adresse rapportée ci-devant.*

1.º Mémoires sur le Blé de Smyrne, autrement Blé d'abondance, sur celui de Turquie, le grand Millet d'Afrique et la Poherbe d'Abyssinie, toutes plantes alimentaires pour l'homme, et dont on ne saurait trop étendre la culture, par la fécondité qu'elles répandent partout.

2.º Observations aux Amateurs et aux Jardiniers fleuristes, sur quatre genres d'Arbustes (l'*Azalée*, le *Clétra*, le *Kalmia* et la *Rhododendron*), qui méritent d'être cultivés dans leurs jardins, tant par la beauté de leurs feuillages, que par l'éclat de leurs fleurs, et qui, faute d'être suffisamment connus, y sont totalement négligés. On a joint à ces Observations une notice sur la *Châtaigne d'eau* ; sur ses propriétés médicinales et alimentaires ; seconde édition, exactement corrigée et augmentée.

3.º Notice sur la Stramoine en arbre, ou *Datura arborea*, arbre du Pérou ; qui se cultive depuis peu en France, et qui plaît tant par ses fleurs gigantesques, que par le parfum qu'elles répandent.

4.º Traitemens efficaces des convulsions et affections vaporeuses, par la décoction et la poudre de feuilles d'oranger ; du Scorbut et autres maladies de pareille nature, par les bourgeons de pins, de sapins, l'eau de goudron et le trèfle aquatique ; des maladies vénériennes, par différentes espèces de végétaux ; de la rage, par le vinaigre ordinaire, et de la manie, par le vinaigre distillé ; des hémorrhagies et des chûtes, par l'arnica, l'herbe à Robert, ou le geranium à squinancie ; de l'hydropisie, par une clairette purgative ; de la gale, par la dentelaire ; des croûtes laiteuses et autres, par la violette-pensée.

5.º Guérisons expérimentées des vers, même du solitaire, par le *Spigelia* surnommé *Anthelmia*, l'œillet d'Inde, le *Semen contra*, la cevadille, la coraline *Lemtcocherton* et autres plantes ; de la pierre, de la gravelle et de la colique néphretique, par l'acmelle, la doradille, la bousserole, le cresson de roche ; des maladies de la peau, par la douce-amère, l'orme pyramidal ; du cancer, du charbon et de la gangrène, par l'illécébra ; des ulcères par les carottes, et de l'épanchement de lait, par la bruyère. On y a joint une liste d'espèces theiformes propres à guérir plusieurs maladies.

6.º Mémoires sur la manière de former les prairies naturelles et de rétablir les anciennes ; sur les prairies artificielles, sédentaires et ambulantes de la *Luzerne*, du *Trèfle*, du *Sainfoin* et du

Sulla, espèce de *Sainfoin* d'*Espagne*, auxquels on a joint une *Dissertation sur l'Ortie grièche*, sur ses propriétés pour nourrir les bestiaux, sur la filasse qu'on en peut tirer, sur l'emploi qu'on en peut faire pour la teinture, sur les avantages qu'elle nous procure pour la médecine humaine et vétérinaire, principalement pour la gangrène, enfin sur l'utilité de sa culture pour l'économie rurale.

7.º Méthode pour traiter les différentes maladies, même les plus rebelles, telle que la phtysie pulmonaire, par l'usage des fumigations humides et végétales, l'asthme même le plus invétéré, par une infusion expérimentée des plantes; les maladies de matrice par les fumigations sèches; l'incontinence d'urine par une tisane astringente; les plaies, ulcères et blessures, par une eau vulnéraire très-simple, sans être composée, seconde édition, revue et augmentée d'une liste de plantes indigènes qui peuvent remplacer les étrangéres.

8.º Memoires sur la mélaleuque, remarquable par la singularité et la beauté de ses fleurs; sur le prix exhorbitant auquel certains jardiniers fleuristes l'ont portée; sur l'*Ixora*, l'ornement des temples des idoles; le *Camara* distingué par l'agrément de ses fleurs, qui se succèdent les unes aux autres; la *Fusche*, arbrisseau récemment cultivé en France, et la *Calycanthe*, espèce d'anemone aussi en arbrisseau; avec des détails intéressans sur leur culture, pour former par leur réunion avec l'*Hortensia*; le *Cestreau*, la *Lagenstroëm*, la *Fothergille*, l'*Azaiée*, le *Clétra*, le *Kalmia*, le *Rhododendron* et la *Stramoine* en arbre, la plus belle collection que les Amateurs puissent desirer pour l'embellissement de leurs jardins.

9º Moyens de rendre fécondes les femmes stériles, par l'usage du suc et des beignets de clandestine; de réparer les forces epuisées dans les maladies de langueur, par le sagou et le salep; de guérir les mouvemens spasmodiques, les convulsions, l'épilepsie, même le tetanos par les fleurs de narcisse er de cresson des prés; la pleurésie par le polygala; la phtisie, le marasme et la fièvre mésentérique, par le capillaire; les rhumatismes et la goutte, par le moxa des Chinois et le remède des Caraibes; la jaunisse, par le petit bouillon blanc; les hémorrhagies, par l'Agaric de chêne; auxquels ont a joint un remède expérimenté de famille pour guérir l'épilepsie, et des observations sur l'arnica, plante très-usitée en Allemague, et regardée comme une panacée dans plusieurs maladies.

10.º Histoire naturelle du thé de la Chine, ds ses différentes espèces, de sa récolte, de ses préparations, de sa culture en Europe, de l'usage qu'on en fait, comme boisson, chez différens peuples, principalement en Angleterre; de ses bons et mauvais effets, de ses propriétés en médecine, dans les cas d'indigestion et de transpiration supprimées, à laquelle on a joint un mémoire sur le thé du Paraguay, de Labrador, des Iles, du Cap, du Mexique, d'Oswego, de la Martinique, du Japon, sur différentes plantes de l'Europe propres à le remplacer , et des notices sur le cachou , le ginseng et l'huile de capajut.

11.º L'art de connaître et de désigner le pouls par les notes de la
musique , de guérir par son moyen la mélancolie et le tarentisme ,
accompagné de 98 observations , tirées tant de l'histoire que des Annales de la médecine, qui constatent l'efficacité de la musique , non-
seulement sur le corps , mais sur l'âme , dans l'état de santé ainsi que
dans celui de maladie ; ouvrage curieux , utile et intéressant , propre à inspirer de l'amour et du goût pour cet art , qui est pour
nous un vrai présent des cieux.

12.º. Dissertations sur le cedre du Liban , le platane et le cytise , arbres très-intéressans , et qui méritent d'être cultivés en
France , non-seulement par leur port majestueux et par leur décoration dans nos forêts ; mais encore par les avantages réels qu'ils
nous procurent pour l'agriculture et les arts , leur culture étant
d'ailleurs très-facile ; seconde édition , revue , corrigée et augmentée d'autres dissertations non-moins intéressantes et agréables , qui traitent d'arbres aussi utiles ; tels que le melèze , le
cyprès , l'arbre de vie , le noyer du Japon et l'Halesia , dont la
culture ne peut être assez recommandée dans l'Empire Français.

13.º Mémoires vétérinaires sur la manière de réduire les fractures des jambes des chevaux et autres grands quadrupèdes ; sur les
maladies épizootiques des bestiaux , sur la clavelée des brebis ,
semblable en tout à la petite vérole des hommes , sur les avantages
de conserver les bêtes à laine en plein air pendant l'hiver ; sur les
moyens à employer pour engraisser les bœufs , les moutons , les
veaux et les cochons ; sur la propagation en France de l'*Ouistiti*
et du *Perroquet*. Ouvrage de première nécessité pour l'économie
champêtre.

14.º Réflexions sur le genre de *Robinier* , sur ses différentes
espèces , leurs descriptions génériques et spécifiques , leur culture , et principalement sur celle du faux acacia , de l'arbre aux
pois et du robinier rose , espèces les plus remarquables de ce genre ,
tant par la beauté de leurs feuillages , l'éclat de leurs fleurs , que
par les avantages infinis qu'on en peut tirer dans l'économie
champêtre et les arts et métiers , troisième édition , revue , corrigée et augmentée du sophora du Japon , et de l'acacia de Constantinople , arbres nouveaux et infiniment précieux par leurs
ports majestueux et par la beauté de leurs feuilles er fleurs.

15.º Mémoires sur le lin de Sibérie , plante vivace , infiniment
supérieure par ses qualités au lin ordinaire ; sur le chanvre et sur
la manière de rendre sa filasse semblable au plus beau lin ; sur
l'apocin et différentes autres plantes propres à faire des étoffes ,
des chapeaux , etc. ; sur les plantes avec lesquelles on se procure
de la filasse et on fabrique du papier ; sur la méthode de le faire ,
notamment sur la papier de la Chine et du Japon ; sur celles propres à remplacer le tan , et enfin sur le kali et autres plantes maritimes dont on peut tirer la soude ; sur l'utilité de leur culture ,
de même que sur le varec , ses propriétés pour la médecine , la
fixation des couleurs et les engrais.

16.° Mémoires sur l'hortensia , le cestreau , avec l'histoire de l'ipo , la lagestroëm , la fothergille , la phlomide queue de lion , la camelli ou rose du Japon , l'aucuba , le péragu nommé improprement *Clerodendron* , la carmentine , la portlande et la chirone , remarquables les unes et les autres par la beauté et l'éclat de leurs fleurs ; pour former , par leur réunion avec l'azalée , le clétra , le kalmia , le rhododendron . la stramoine en arbre , la mélaleuque , l'ixora , le camara , la fusche et la calycanthe , la plus belle collection d'arbustes que les amateurs puissent desirer pour l'ornement de leurs jardins ; cinquième édition , revue , corrigée et augmentée de notices sur le *Laurier-Tin* , la *Rose* de Gueldres , l'*Anis étoilé* et la *Verveine* en arbre et à odeur , avec quelques observations sur une lettre qui a paru au sujet de l'*Hortensia*.

17.° Histoire naturelle de la Taupe , ses espèces et ses variétés , les dégâts qu'elle occasionne dans les prairies et les jardins , avec tous les moyens donnés jusqu'à ce jour , tant simples que composés , pour parvenir à sa destruction ; accompagnée de ses propriétés médicinales et économiques. On a joint une notice sur la Taupe-Grillon , espèce d'insecte qui a beaucoup de rapports avec la Taupe , quoiqu'elle soit d'une classe différente , sur les dégâts qu'elle occasionne dans les jardins , et sur la manière de la détruire ; et quelques réflexions sur la Musaraigne , propres à remplir l'intervalle qui se trouve entre le Rat et la Taupe.

18.° Dissertation sur le sorbier domestique , sur sa culture , la majesté de son port , la beauté de ses feuillages , sur ses charmans bouquets de fleurs , sur ses fruits semblables à de petites poires colorées , très-bonnes à manger , lors de leur maturité , et propres à faire du cidre , quand on en a abondamment , sur son utilité en menuiserie , sur son bois , qui s'employe en vis , en écrou et en instrumens de mathématiques , et sur le sorbier des oiseleurs , qui ne lui cède pas pour l'éclat de ses fleurs et de ses fruits , propres à faire de belles avenues , servant de nourriture , aux grives, et par conséquent méritant une place dans les remises, et sur la viorne , dont le plus grand usage est pour faire des hartz. Seconde édition, revue, corrigée, et augmentée d'une Dissertation sur le bouleau, ses différentes espèces, principalement sur celui de Laponie, et sur l'aune, qui en est aussi une espèce, qui croit merveilleusement dans les endroits fangeux et humides.

19.° C'est celui dont il s'agit ici.

www.ingramcontent.com/pod-product-compliance
Ingram Content Group UK Ltd.
Pitfield, Milton Keynes, MK11 3LW, UK
UKHW020403180726
13839UKWH00003B/1249